JN281431

自分でできる

薬草ウマブドウ健康法

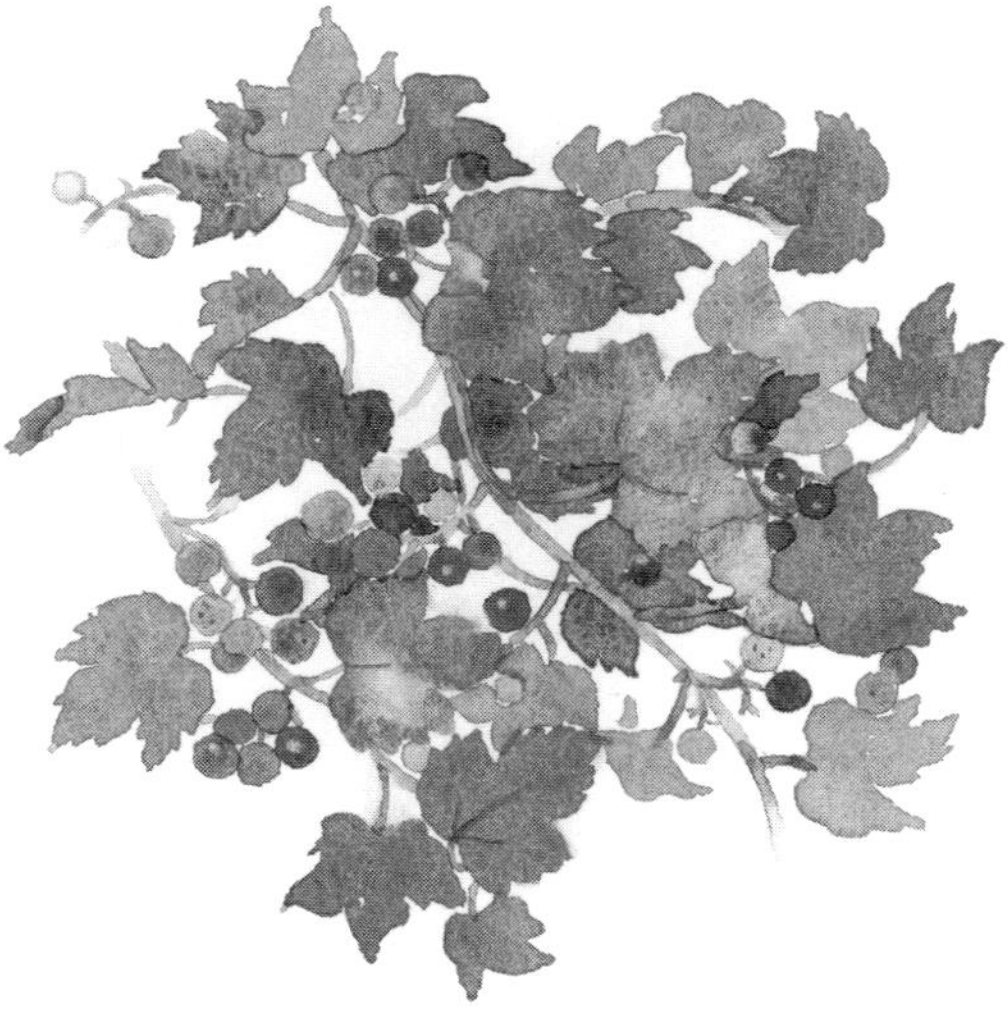

薬剤師
村上昌久

リヨン社

まえがき

私が身近な薬草ウマブドウの研究室を作り、ウマブドウの研究を始めてから、もう二十数年になります。

漢方の仕事をするかたわら、私と磯常光さんと私の父の三人でウマブドウ普及会を作ってから、会員は一二〇〇人にも及びました。

そして現在に至るまで、多くの方々からさまざまな体験談が寄せられ、ウマブドウの薬効がますます証明されてきています。

数年前に出版した本『新しい薬草ウマブドウ』（リヨン社）も、多くの方に読んでいただきました。今回はさらに、私がおすすめしたいウマブドウの活用法や健康法、新たに寄せられたみなさまからの体験談などを収載し、改訂版として本書を出版しました。

ウマブドウは、日本全国から台湾、中国に自生する薬草です。ウマブドウというのは栃木県の那須地方や福島県での呼び名で、正式名称はノブドウといいます。

その薬効は肝臓病、リウマチ、ぜんそく、アレルギー疾患、神経痛、関節炎など多岐にわたります。

使用法も、実を焼酎漬にしたり煎じたりして飲む方法、塗ったり湿布にして使う方法などいろいろです。

ぜひ、本書を読んで、実際にお役立ていただければと思います。

とくに焼酎漬の鎮痛作用には、驚くべきものがあります。

リウマチに対しては、ノブドウの焼酎漬を塗って粉末または煎じ薬を飲用することにより、かなりの効果が期待できます。膝の関節炎で水がたまったものも、同じ方法で治すことができます。

これらの薬効は、日本や中国の薬学書にも記され、一般の人々が薬草を病気に試してみた結果としても明らかになっているものです。

今後も治療例を増やし、研究を続けることで、ウマブドウの解明にますます尽くしていきたいと思っております。

二〇〇四年九月

村上　昌久

自分でできる薬草ウマブドウ健康法

目次

まえがき……2

第1章　私たちはウマブドウでこんなに健康になった！

主人が肝臓がんに！　ウマブドウのおかげで再発もなく安定しています……14
愛媛県（55歳）
ウマブドウを始めて二カ月。慢性肝炎がよくなり元気に働いています……16
山口県（52歳）
医者にかかりながらウマブドウも飲用。肝炎の注射人生から解放されました……19
福岡県（72歳）
特効薬がないといわれる急性肝炎をウマブドウで克服できそうです……22
東京都（40歳）
肝炎で年内いっぱいと言われた命がウマブドウの焼酎漬で回復しました……25
熊本県（50歳）

肝硬変、リウマチ、血小板低下と三重の難病から救われて感謝の毎日……28
栃木県（48歳）
胃の弱かった私がすっかり元気に。一家の常備薬として大活躍です……31
栃木県（66歳）
胃潰瘍の手術後、不安で食欲が落ちた私。ウマブドウで救われました……34
栃木県（52歳）
ウマブドウのつるを煎じて飲むと不整脈にとてもいいようです……37
北海道（81歳）
手術をすすめられた不整脈がウマブドウの煎じ茶で落ち着く……40
栃木県（62歳）
つらかったリウマチの日々。今では回復して孫の相手もできるように……41
栃木県（52歳）
腎臓病によく効いたウマブドウ酒。今では夫婦で愛用しています……44
北海道（74歳）
たびたびの膀胱炎が悪化。術後のつらさもウマブドウエキスでよくなりました……46
広島県（52歳）

高血圧や関節痛がよくなった！自家製ウマブドウ茶で健康作り……48
栃木県（70歳）
腰痛や腹痛にも不思議に効いたウマブドウ。庭で栽培して役立てています……52
栃木県（72歳）
毎日の健康維持にウマブドウを利用。妻の五十肩も解消しました……55
長野県（67歳）
耳鳴り、中耳炎、風邪の予防…ウマブドウを信じ何にでも役立てています……57
栃木県（80歳）
実を採取して焼酎漬に。歩くのも困難だった痛みによく効きました……60
東京都（50歳）
ウマブドウは腫れ、かゆみにも効果的。歯痛、口内炎にも即効性あり……62
栃木県（69歳）
病後の脱毛に悩みましたが、育毛にもウマブドウが効きました……64
愛知県（57歳）
ウマブドウの粉末で小児ぜんそくがおさまり、明るい毎日！……66
栃木県（28歳）

野山で採取して作った焼酎漬がこんなに役立つのかと目を見張る思い……68
宮崎県（45歳）
ウマブドウで昔の声をとり戻し、今では風邪ひとつひかず健康です……70
福島県（59歳）
肩こり、魚の目、痛風…こんなに効く薬草ははじめて知りました……72
新潟県（56歳）
長年悩まされた肝炎が三ヵ月で治った。打撲ややけどにもよく効きます……74
静岡県（73歳）
生理痛やかゆみがピタリと治ったと知人からたいへん感謝されました……76
茨城県（67歳）
治療法のない緑膿症も改善。粉末と焼酎漬を愛用しています……78
石川県（69歳）
煎じたウマブドウ茶で二〇年来の花粉症がよくなりました……80
茨城県（48歳）

第2章　健康になる薬草ウマブドウとは？

薬草ウマブドウはこんな植物……84
ウマブドウの見つけ方……93
ウマブドウの栽培の仕方……98

第3章　ウマブドウの実際的な活用法

ウマブドウはどんな症状に効くのか……104
ウマブドウの焼酎漬を常備薬に……110
ふだんのお茶がわりに使えるウマブドウ茶……114
外用に使うウマブドウ……122
ウマブドウを使った入浴法……130

第4章　ウマブドウの薬効を明らかにする

ウマブドウの成分は？……140
文献に紹介されているウマブドウの効き目……143
科学的分析が示すウマブドウの効能……166

第5章　ウマブドウとともに実践したい健康法

健康な体をつくる食事療法……172
田七と牛黄清心丸との併用……180
使い方次第でパワーも倍増する……183
あとがき……192

カバーイラスト　岡田由美子
本文イラスト　大槻紀子
カバーデザイン　東村直美（やなか事務所）

第１章

私たちはウマブドウでこんなに健康になった！

主人が肝臓がんに！　ウマブドウのおかげで再発もなく安定しています

愛媛県
妹尾京子（55歳）

私がウマブドウと出会ったのは、かれこれ十数年以上前のことです。

当時四〇歳を過ぎて、関節が痛みだし、微熱が出て、リウマチの初期だと診断されました。とても悲しい気分でおりましたところ、知り合いでやはりリウマチの方が、ウマブドウのことを教えてくださったのです。

飲み続けていくうちに、気がつくと痛みが軽くなっていました。「いつのまにか」という感じだったので、一週間ぐらいで効いたのではないでしょうか。

痛みが消えてしまうと飲むのを忘れるのですが、そうするとまた、二、三カ月して再び痛み始めます。結局、今ではずっと飲み続け、調子もよく過ごしています。

私のリウマチの痛みが軽減したのを見て、主人がウマブドウに興味を持ち始めました。主人は肝臓のγ－GTPが高かったため、ウマブドウが肝臓にいいということを本で読んで、飲むようになりました。

それから数年たった頃、主人が肝臓がんの診断を受け、立っていられないほどのショックを受けました。

がんの大きさは直径五センチと大きく、難しい肝臓部分切除という手術で四時間半もかかって丸くえぐりとっていただきました。

そのとき主人は、執刀医の先生に「がん以外の細胞に肝硬変が見られなかったが、こんなことはめずらしい」と言われました。肝臓がんの場合、ほとんどの人が肝硬変になっているのだそうです。これは、ウマブドウを飲んでいたおかげなのかもしれないと思いました。

おかげさまで、主人は四年を経た今でも再発も肝硬変もなく、勤めを続けています。γ—GTPも正常値の範囲内で安定しています。主人は大学で自然科学を専攻したので、理屈に合わないことは信じないのですが、よく信じてウマブドウを飲んでくれたと感謝しております。

ウマブドウを始めて二カ月。慢性肝炎がよくなり元気に働いています

山口県
豊川広道（52歳）

私は五二歳の外航路に乗り組む船員です。

二年ほど前に休暇下船し、中高年の健康診断を受けたところ、肝臓の精密検査の要ありと診断されました。通院治療を受け、その間、CTスキャン、肝シンチ、エコーなどの精密検査をしました。結果、難治性の非A非B型ウイルス性の慢性肝炎と診断されました。

私は、三一歳のときに胆石のため、胆のう切除手術をした経験があります。その二年後、手術の癒着が原因と思われる黄疸《おうだん》が発生して、剥離手術をおこない、二回にわたり輸血をしました。

主治医によると、その輸血が原因であろうとのことでしたが、二〇年もたって影響があらわれるとは思いもよりませんでした。

私はアルコールは嫌いなほうではなく、よく飲むのですが、肝機能検査上ではアルコールが原因とは思われません。しかも、「この病気は難治性、つまり治りにくい病気なので、気長に治療しなければいけない」と言われてしまいました。

自覚症状はまったくなく、食欲も正常で病人とは思われないぐらい元気でしたが、肝臓には安静が第一ということ。しかたなく、通院以外は家にいて安静にしていました。

しかし、これから半病人のような闘病生活を長い間送らなければならないのかということや、とくに職業柄、仕事につけないがための将来の生活を思うと、いてもたってもいられませんでした。

そうしたところへ、雑誌に慢性肝炎や肝硬変によく効くウマブドウのことが紹介されているのを見つけました。わらをもつかむ思いでウマブドウを購入し、粉末を食前に、また就寝前には焼酎漬を腹部にすりこみ、その効果を心待ちにしていました。

ウマブドウの効果は見事なもので、主治医もあまりにも検査ごとに数値が改善されるので、不思議がっていました（主治医には、ウマブドウを使用していることは知らせていません)。

肝臓がよくなったかどうかは肝機能検査のみでは結論できないそうですが、GOT、GPTの数値が正常値近くまで下がるということは、患者はもちろん、家族にとっても名状しがたい喜びであり、久しぶりに我が家に笑顔が戻りました。

ウマブドウを用い始めて二カ月後には、主治医から就労の許可も出ました。現在は乗船勤務についております。今は、仕事の疲れも感じず元気いっぱいで、夏の下船時のデータに変化のないことを願っている毎日です。

肝炎でお困りの方、ウマブドウを試されてはいかがですか。

私の体験より、肝炎で長く困っておられる方々に一日でも早く使用していただきたい気持ちでいっぱいです。

医者にかかりながらウマブドウも飲用。肝炎の注射人生から解放されました

福岡県
小原　榮（72歳）
「何がよかったのでしょうか」
「注射はもう打たなくてもよいですよ」
主治医からこんな言葉をいただいてから、一年と四カ月が過ぎました。現在は九年の注射人生から解放されて、明るく平穏な毎日を過ごしております。
私の肝炎が発覚したのは、一〇年ほど前の冬のことです。その前の夏、眼底出血で市内の個人病院に入院し、二週間点滴を受けました。入院する直前に受けた内科の血液検査では、まったく異常はなかったのですが……。
退院して半年後、連日ひどい眠気に襲われるようになり、内科の先生に相談したところ血液検査を受けることに。結果は「C型肝炎」でした。先生もびっくりされて、間違いではないかと再検査もしてくださったのですが、やはり結果は同じだったので

す。それ以来、強力ミノファーゲンCという注射が必要な人生が始まってしまったのです。

私は肝臓に関する本を何冊も読み、肝臓友の会にも出かけて先生のお話も聞き、勉強をしました。そんな頃、長女がテレビで知ったからと、ウマブドウの顆粒とウマブドウについて書かれた本を届けてくれたのです。それ以来、ウマブドウの顆粒を飲み続けました。

肝炎発覚から一〇年、心電図、レントゲン、エコー、CTなどの検査を大きな病院で受け、注射と投薬は地元の個人病院で受けています。こうして二人の先生にお世話になり、温かく症状を見守っていただきながら、ウマブドウ歴も約一〇年となりました。最近では、肝炎の改善とともに、膝の痛みも解消してありがたく思っています。

肝炎の友達や知人にも、ウマブドウを紹介して喜ばれています。

私自身、毎日の生活ではビタミンC、果物をたっぷりとるように、健康的な食生活を心がけています。

私が今、元気で過ごせるのはさまざまな理由があると思っています。

ひとつは、肝炎が発覚してから、すぐに治療を始めたこと。次にウマブドウとの出会いがあり、継続して服用していること。さらに、病院（主治医）をかえずに、症状を見守っていただいたこと、一病息災だと考えて、前向きに明るく生活するようにしたこともよかったのではないかと思っています。

還暦で肝炎が発覚しながら、古希で注射なしの生活に戻ることができました。今度はとりあえず、喜寿を元気で迎えられるようにがんばります。

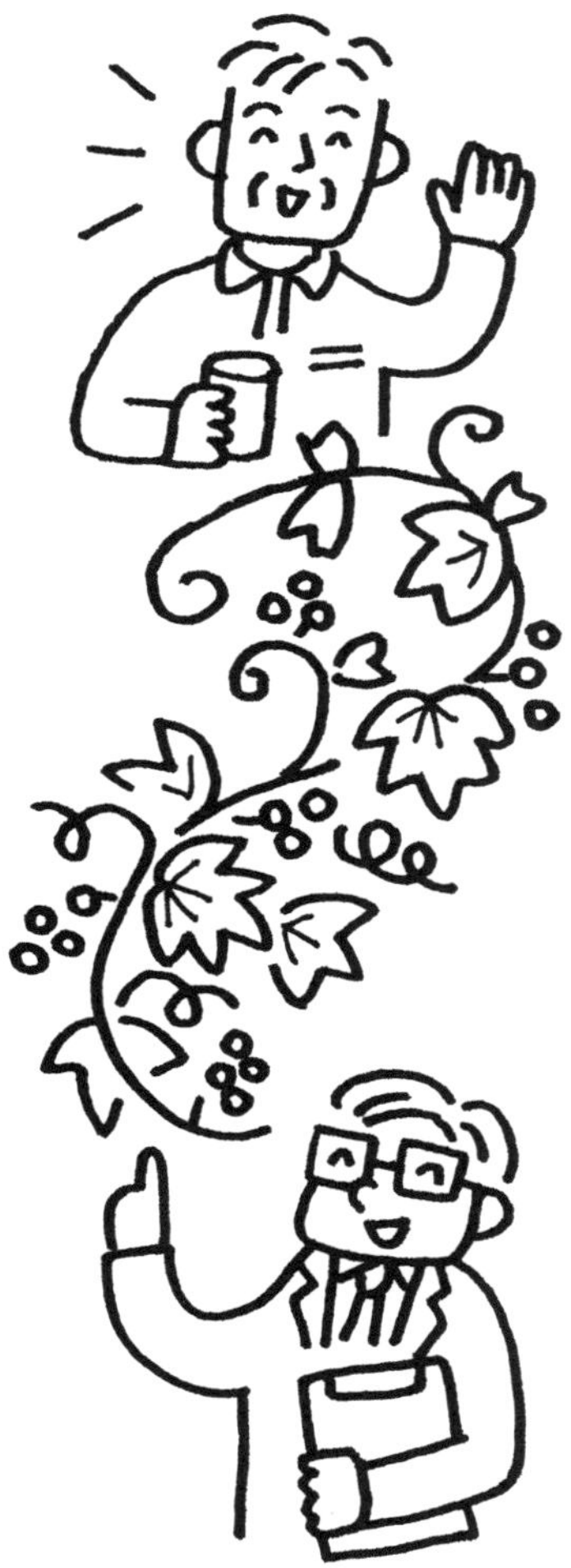

特効薬がないといわれる急性肝炎をウマブドウで克服できそうです

東京都
小野知子（40歳）

二年前の夏頃より、むかつき、倦怠感を覚えるようになりました。

肝機能の数値も徐々に上昇し、GOT八五、GPT一三〇になりました。一一月には入院することになり、主治医より非A非B型急性肝炎という名前をいただいてしまいました。

ひたすら安静に努め、入院三カ月半頃よりようやく肝機能の数値がやや改善しました。

丸四カ月入院して三月に退院。自宅静養一週間で職場復帰し、やれやれとほっとしたのもつかの間、三週間後よりまた数値がじりじりと上昇し始め、ついにGOT六一、GPT八五となってしまったのです。心身とも疲れきり、すっかり落ちこんで、仕事の帰りタクシーに乗りこみました。

幸運にもそれが、ウマブドウに詳しいDさんのタクシーだったのです。

そこで、ウマブドウのまたとないよいお話をうかがいました。急に生気がよみがえったような思いで、家に帰る足どりもなぜか軽やかな感じがいたしました。

肝炎には特効薬と称するものがありません。ただ安静に頼るしかない現状ですので、半信半疑ながらも、すがる思いでウマブドウに飛びつきました。

早々にDさんよりエキスと粉末をゆずっていただいて、五月初旬より本格的に用い始めました。

始めて五日目ぐらいより、あのなんともいえないような肝臓病特有のだるさを、ともすれば忘れがちになったのに気づきました。ひょっとしたらウマブドウのおかげで難病の肝臓病より救われるのではと、「きっとよくなる」という自信のようなものもわいてきたのです。

肝炎を自覚して以来、悪夢であってほしいと願ったり、なんともいえない不安と焦燥感が絶えず心をよぎり、とてもみじめでしたので、大きな喜びでした。あんなに怖かった毎週一回の検査が、期待感を抱けるようになってきました。

しかし私の場合、職業上無理を承知で動いてしまいますので、一喜一憂しながら気長に待ち三カ月がたちました。

すると、この頃より確実に下降線をたどり始めたのです。これを維持するために、なお続けて愛用していきたいと思います。

現在、茎と葉を採取してお茶がわりに飲んでいます。今年は実のほうも採取に出かけようと思っています。

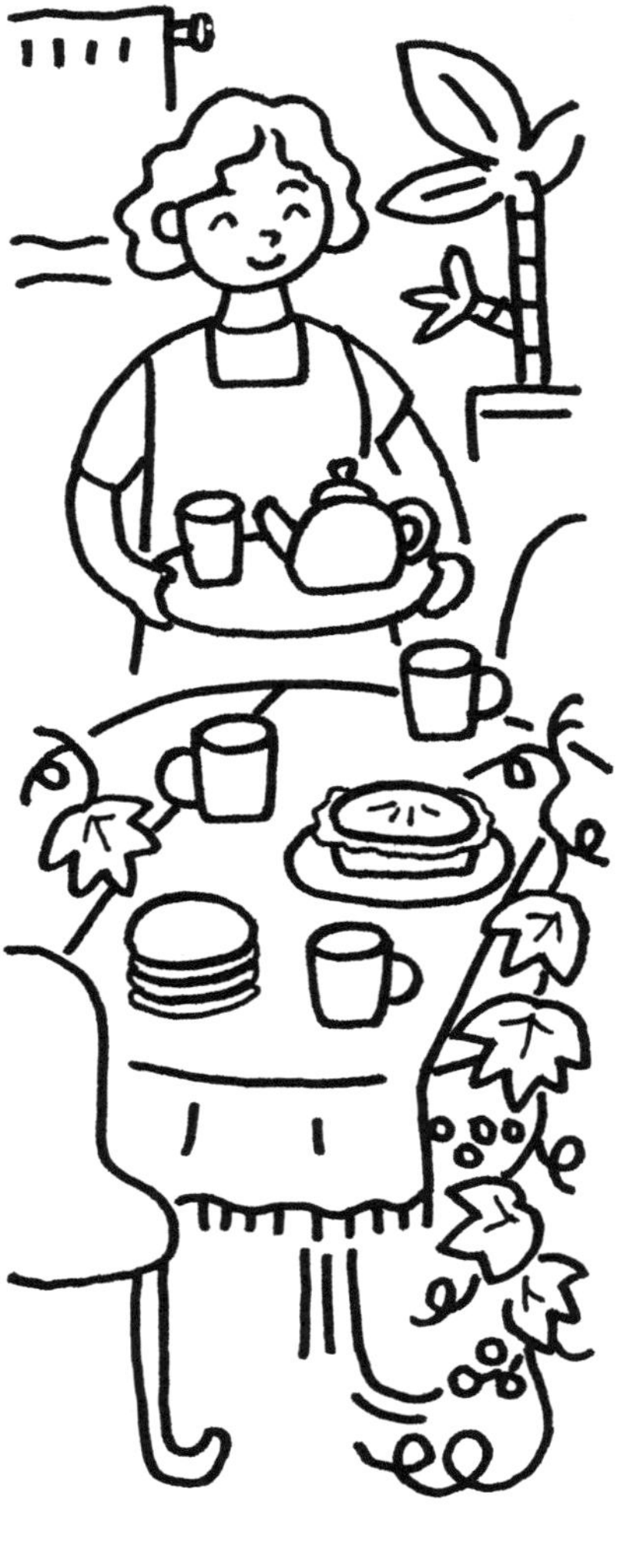

肝炎で年内いっぱいと言われた命がウマブドウの焼酎漬で回復しました

熊本県
上木義雄（50歳）

三四歳のときに結核で入院し、手術をしました。そのときの輸血が原因で血清肝炎となりましたが、一年後一応回復し、五年も続いた入院生活から解放されました。

ところが、それから数カ月後に肝炎が再度悪化したのです。通院、入退院をくり返していましたが、昨年、右脇腹に激痛が走り、呼吸困難と意識不明にて入院しました。家族は医師から、「年内いっぱいぐらいの命」と言い渡されていたようでした。

ちょうどその折、健康雑誌でウマブドウのことを知りました。わらをもつかむ気持ちで手にいれ、飲み始めたのです。一〇月のことでした。

飲んでいる間に、入院当時よりなんとなく症状が落ち着いてきていることに気づきました。そこで、本格的に治療してみようと、焼酎漬と粉末は一日二回ずつ、煎じたものは三回と集中的に試してみました。

そうしているうちに一二月が過ぎました。年内いっぱいと言われた命が、正月を迎えることができたのです。家族ともどもウマブドウに感謝して喜んでいます。

焼酎漬は一〇〜一五ミリリットル、粉末はそれぞれ一日二回ずつ、きざみを煎じたものは一日三回に分けて飲み続けて、翌年四月に肝臓の機能検査を受けました。その結果、GOT四四、GPT一三六までに回復していたのです。GOT、GPTとも二〇〇以上だったのが、治療開始後わずか三カ月余りでこんなによくなるとは思っていませんでした。病院の先生も驚いていました。

今では、毎朝日課の散歩も続けています。まもなく全快できる、と家族にも明るい毎日が戻ってきました。近所の肝炎の方にも教えて喜ばれています。

毎年しもやけで、手足が裂けて血が出て困っているという近所の子供にも朝夕焼酎漬をつけてすりこむように言いましたところ、今年はしもやけにはなったものの出血はなかったそうです。

当地方ではノブドウを「インガネビ」と呼んでいます。今ちょうど赤い芽を出し始めていますので、今年は焼酎漬ときざみを作ろうと考えています。

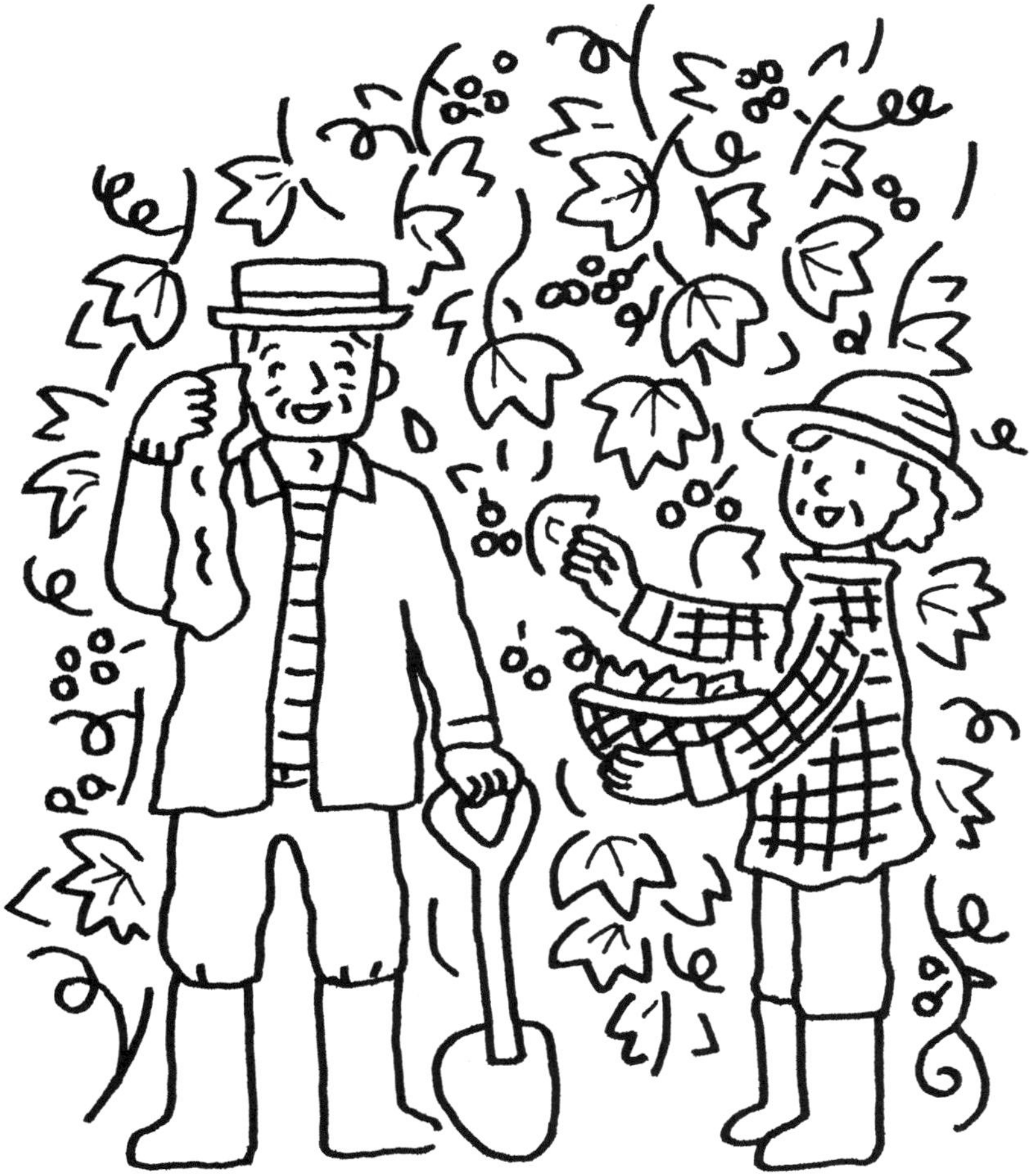

肝硬変、リウマチ、血小板低下と三重の難病から救われて感謝の毎日

栃木県
吉見久美（48歳）

私の病気は、肝硬変、リウマチ、血小板低下という、どれも治りにくい難病でした。入院生活は四カ月にわたり、それも治って退院というわけではなく、正常な人の五倍もの数値だから、退院後も安静にしているようにと注意されて帰りました。

毎日、洗濯と掃除ぐらいでごろごろと過ごしていたのですが、少しもよくなりません。かえって悪いほうに数値が上がっていることもあり、一カ月ごとの検査が心配になる状態でした。

さらに、一時は「再入院が必要」とも言われたのです。入院中に同室の方が何人も亡くなっているのを見ているだけに、今度入院すれば再びこの家へは元気で帰れないかもしれないと、絶望的な気持ちになったものです。泣けて泣けて仕方のない日が続き、家族にもずいぶん心配をかけました。

ちょうどそんな折、ウマブドウとアマチャヅルの話を知人から聞きました。わらにもすがる思いで、周囲の山に生えているウマブドウのつるや葉などとアマチャヅルを採集し、煎じて飲み始めたのです。

私たちの地方では、ウマブドウは古くから打撲傷、突き目、盲腸炎などに貼り薬として使われていたようです。

しかし、飲み薬として用いた話は聞いたことがなく、それどころか毒だからといわれていて、決して実は食べませんでした。この話を聞くまでは、まさかウマブドウがこれほど万病に効果があるとは思ってもみなかったので、本当にびっくりいたしました。

飲み始めて一六日目、検査の結果、少しですが数値がよいほうに向かっていたのです。「やった」と思いましたが、先生にはウマブドウの話はせず、次の検査を待ちました。一カ月後の検査でも、前回以上に回復していることがわかりました。先生にウマブドウのことを話しましたところ、承知してくださいました。

その後は漢方薬の煎じ薬も飲みつつ、ウマブドウのつるを干して風呂に入れたり、ウマブドウの焼酎漬を痛む患部に一日二回ほど塗るなどしました。すると、だんだんだるさも疲れも感じなくなり、GOT、GPTともに正常に戻り、同時に肝硬変も回復に向かい始めたのです。

リウマチのほうは少し時間はかかりましたが、一カ月後には手のしびれも全然感じなくなり、今ではあのつらさもすっかり忘れるほどよくなっています。

また、ひょっとしたことで鼻血が出始めると、どんな方法でも止まらなかったことが何度もありましたが、そんな症状もなくなり、最近は快適そのもので過ごすことができるようになりました。

あのつらかった毎日を思いますと、本当に夢のようで、ウマブドウ、アマチャヅルに感謝せずにはいられません。

同じような病気で苦しんでいる方々にぜひ試していただきたい――そんな気持ちでいっぱいです。

胃の弱かった私がすっかり元気に。一家の常備薬として大活躍です

栃木県
山川マツノ（66歳）

私は娘の頃から胃が弱い体質でした。食べたものが胃に残り、下がっていかないばかりか、胸やけのように胃の上のほうがチリチリと痛んでくるのです。ときには、酸っぱいものが食道のほうからのどに上がってきたりして、何を食べてもおいしいという感じはありませんでした。

ですから、胃散はいつも離さず身のまわりにおき、食事のたびに使っていました。

そんな生活がずっと続いていましたが、五〇代も半ばになり、そろそろ更年期という頃、それまでの胸やけがだんだんにひどくなり、痛みを感じるようになりました。とくに食事と食事の間から食事の前の空腹時などに、シクシク、キリキリと痛むようになってきたのです。

これはたいへんと少し離れた町の医者に診てもらったところ、胃潰瘍とのこと。切

らなくても薬でなんとかなるだろうと言われまして、医者の薬とのつきあいが始まりました。が、少し調子がよいと思って食べ物の量を増やすと、また元の状態に戻ってしまい、本当に一進一退というありさまでした。

こんなことを一年半ほど続けているとき、知人で薬草に明るい方からウマブドウの焼酎漬をすすめられました。

この方は本当に私のことを心配して、何度も足を運んでくださり、「この薬草はいろいろな病気に効き、非常によいものだから、ぜひ使ってみなさい」と、それは熱心にすすめてくださったのです。それで私も熱意に報いるため、ウマブドウの焼酎漬を飲み始めました。

胃が弱いので盃に半分ぐらいを三倍にうすめて飲むことにし、朝晩忘れずに続けました。すると、一カ月目ほどから胃の付近の重苦しさが軽くなり始めたのです。

いつとはなしに医者からも遠ざかり、食事もおいしくなり、体も軽くはずむような感じになりました。今では友人に血色がよいとほめられ、「ウマブドウ様々」と感謝の毎日を送っています。

以前、同じ町内の友達が庭先の倉庫で片付けをしていたとき、積み上げておいた箱をくずして体の上に落としてしまったことがありました。幸いに骨はなんでもないようで体も動かせたのですが、重い物だったのであちこちに打撲をし、黒くなっていました。

そこで、ウマブドウの焼酎漬を一日四、五回すりこむように塗るようにと差し上げたところ、三、四日のあとには痛みもなくなり、黒ずんだ跡もなくなりました。

また、私の息子は社会人になってからもソフトボールをやっているのですが、試合前の練習中に肉離れを、それも二度も起こしたことがあります。

このときも、ウマブドウの焼酎漬を脱脂綿に浸し、肉離れを起こした箇所へ塗ってやりました。すると熱もとれ、痛みも少なくなり、痛い痛いと言っていたのがすっかり軽くなったのです。ウマブドウを信用し、一カ月近くでよくなりました。

私自身は、最近、扁桃腺がときどき痛むので、その都度焼酎漬を口に含み、うがいをしながら飲んでいます。こうすると、物を飲みこむときの痛みもやわらぎ、イライラもとれ、ラクになります。口内炎もこれと同じ方法でよくなりました。

胃潰瘍の手術後、不安で食欲が落ちた私。ウマブドウで救われました

栃木県
丹下永子（52歳）

四年前の六月、何気なく受けた成人病健診で、何か影が見えるというので、精密検査を受けたところ、胃潰瘍と診断されました。早い手術がよいとのことで、病院に入院して手術をおこないました。

幸いごく軽いもので、「全部切除したから心配はいらないし、食事も少し注意すればよい」ということで、退院してからも気にしないでいました。しかし、私は食事も間食も気ままなほうで、少し早食いの習慣もあり、ときどき胃に痛みを覚えることがありました。

その後もそんな生活を続けていました。が、あるとき訪ねてきた妹が私の食べ方を見て、何気なく口にした「普通の病気ではない」という言葉が、私の神経につき刺さったのです。

それから、私の生活のリズムが狂い始めました。

食欲はなくなり、日ごとにやせていって、まさにがんのような症状となってしまいました。現在の医学ではがんは治せないのでは……。そんな不安にかられた者にとっては、計り知れないショックでした。

家族のこと、年老いた母、高校在学中の子の将来などを考えると、夜もほとんど眠れない日が続いて体の衰えは増すばかり。

ウマブドウ普及に熱中している伯父を思い出して電話をしたのは、ちょうどそんなときです。

泣きながら「生きられる望みがなくなった……」と訴える私に伯父は、「そんな弱気ではだめだ、どうしても生きるのだ。生きる努力をしなければいけない。心配しないでいい。たいへんよく効くものがあるから、ウマブドウと併用してがんばってみなさい」そう言って力づけてくれました。

一週間ほど過ぎ、鹿児島の先生から、こまごまとした指導の手紙とともにヒメヒオオギズイセンの球根が一カ月分ほど送られてきました。

先生は飲みにくいときは粉ミルクを入れるといいと書いてくださいましたが、私には少しも飲みにくい感じはなく、ただ一度飲んだだけで、なんとなく胸がすーっとして食欲が出てきました。三日目にはさっそくそのことを伯父に電話しました。

ウマブドウは、以前から毎日定量を二、三回ずつ飲んでいましたので、これは同じ方法で合間に飲み続けました。

二〇日目頃から下痢をともなうようになってきたので、また伯父に相談したところ、「それは効果があらわれてきた証拠なので、心配はいらないから、量を二分の一か三分の一に減らして用いるように」との指導でした。

それから、約二分の一に減らして飲んでいるうちに徐々に食欲は戻り、体重も少しずつ増えるのがわかりました。

その後は、ヒメヒオオギズイセンはやめて、ウマブドウ一本で体調の維持に努めています。あの日の悪夢が再びこないように願いながら、お茶がわりに飲んだりしている毎日です。

ウマブドウのつるを煎じて飲むと不整脈にとてもいいようです

北海道
渡　太郎（81歳）

私は、ウマブドウのつる（幹）を煎じて飲むことによって、心臓の弱い人が元気になるという心証を得ています。自身の不整脈がよくなったほか、妻や数多くの知人が、いろいろな持病から解放されました。

私の地方では、ウマブドウ（ノブドウ）のことを「メクラブドウ」と呼んでいます。

私がウマブドウを知ったのは一六歳のときです。学校の先生の馬が病気になり、隣り村で名医といわれていた獣医を迎えに行ったとき、ウマブドウのことをその人から聞きました。馬を酷使すると心臓を悪くする、そのときはウマブドウのつるを煎じて飲ませるといい、と教えてもらったのです。

私が五〇歳になった頃、脈拍が乱れる不整脈になり、こわくて働けない状態になってしまいました。そのときウマブドウのことを思い出し、「体の大きい馬に効くのだから人間にも効くだろう」と朝晩飲み始めたところ、三日目頃から脈が正常になってきたのです。

私の話を聞いて、近所の人たちも飲み始めました。みんないいと言います。そればかりでなく、神経痛、胃潰瘍、糖尿病など三十数種類の病気に効果が出るとのことです。

そうした体験がテレビで紹介され、全国から反響がありました。現在心臓を患っている方をはじめ、更年期障害や神経痛に悩む方たちが飲用しているとのことです。

また、近所に住む方が、左足の関節が痛みだして、いろいろ手当てをしたのによくならないと来られたこともありました。ウマブドウを分けてあげたところ、飲み始めて一〇日目ぐらいからラクになり、今はすっかりよくなったとのことです。

さて、私のウマブドウ利用法ですが、花の盛りの樹勢がいちばん強いときに採取します。

なたなどでつるだけを二五センチぐらいに切り刻み、よく乾燥させ、一握りをガーゼの袋に入れ土瓶で煮詰めて使います。なるべく日の当たらないところに育っているもので、根に近いほうのつるがよいようです。急ぐ場合は生のままで用います。それだけでもいいのですが、乾燥させたドクダミを、ノブドウ五に対して三の割合で混ぜて煎じる方法もあります。煎じ方は、乾燥したものでも生のものでも同じで、一握りぐらいを土瓶で煎じます。

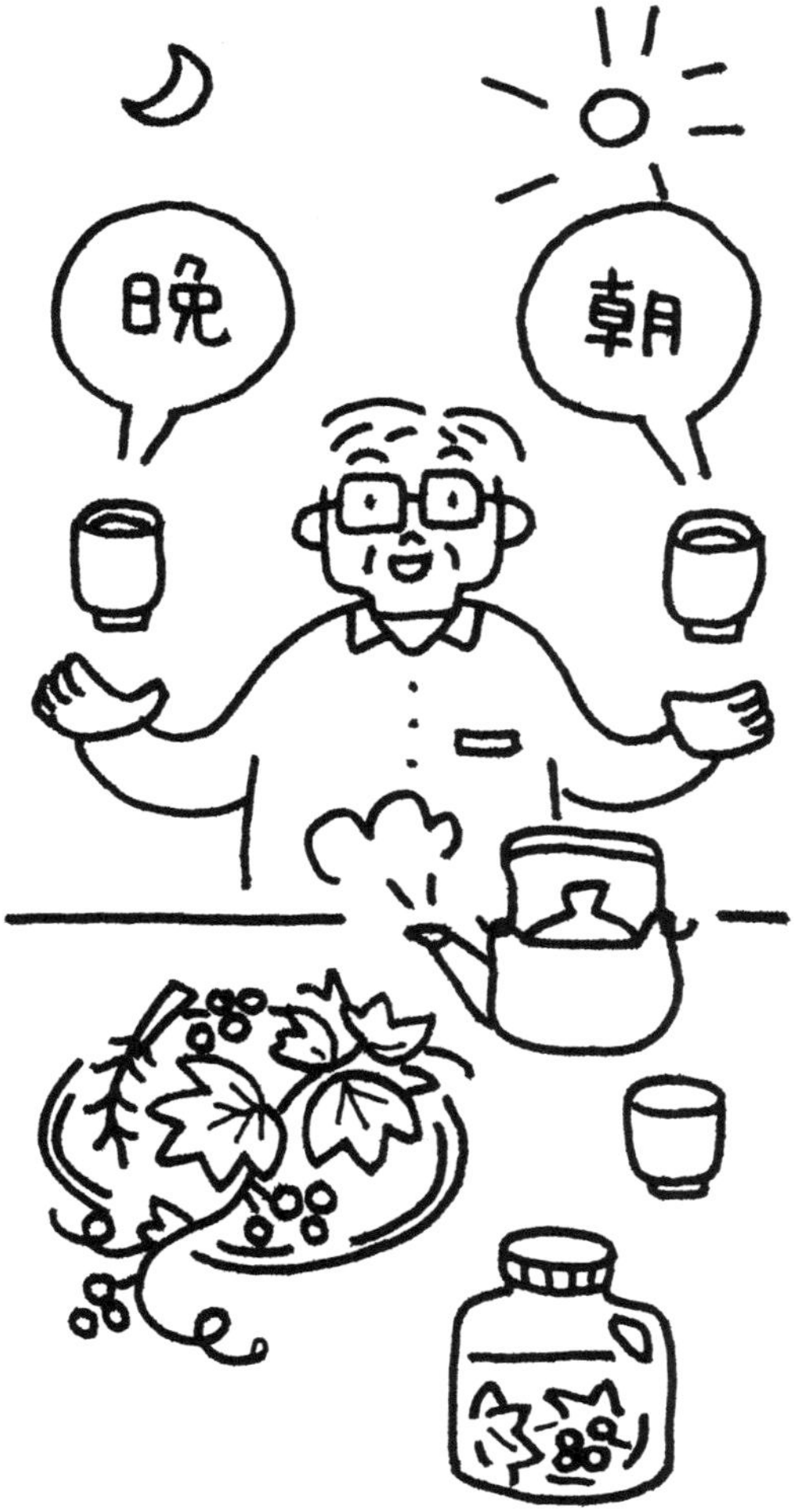

手術をすすめられた不整脈がウマブドウの煎じ茶で落ち着く

栃木県
佐藤　弘（62歳）

以前、病院で手術をすすめられたほどの三〇年来の不整脈で困っていました。三年ほど前に、また不整脈が悪化した折、ウマブドウとアマチャヅルをいっしょに煎じたものを用いるようにすすめられ、始めました。

それからはすっかりよくなって、今では体調を維持しながら快適な毎日を送っています。

焼酎漬は、アレルギー体質のため体に合わず、私には煎じたものがもっともよいように思います。

八九歳の母は、若い頃から胃腸が弱く、ときどき医師のお世話になっていましたが、五年ほど前に焼酎漬を飲み始めてから健康をとり戻し、季節がよくなると草とりや草刈りを楽しそうにやっています。

つらかったリウマチの日々。今では回復して孫の相手もできるように

栃木県
草田幸子（52歳）

私は四年前の初秋から、朝起きるときに、足先のむくみや痛みを感じるようになりました。痛みは膝、手の甲、手首、ひじ、首、あごへと広がっていき、診断の結果、多発性関節炎（リウマチ）とわかりました。

なぜ私がこんなつらい病に……と絶望の淵に立った思いで、何も考えられない毎日。主人が定年間近で、退職後の生活設計などを話し合っていた矢先の出来事でした。

毎日ひどい痛みに襲われ、夜中でも耐えられず、主人を起こしては痛む患部をマッサージしてもらったりしていました。

薬湯やラドン、ビワ葉治療、ハトムギの煎服を主に治療を続けていましたが、一二月も末の頃、主人がウマブドウの紹介記事を見て、ウマブドウを分けてもらい、試用を始めたのです。

現在の治療では治らないと聞いている病気です。はたしてこれで、全身の関節に走りまわる痛みを治せるかどうかの疑問もありましたが、ほかに頼れる治療も考えられないので、ウマブドウでなんとかラクにと期待をかけて用いてみました。

始めて五日目頃から、夜は痛みがきますが、昼は痛みが走らないようになりました。二週間ほどで足先や膝の痛みがやわらいできました。首すじの血管を流れる血液が音をたてて流れるような感じがあり、三週間ほど小康状態が続きました。

二五日目頃には全体の痛みもずっと遠のき、気分もさわやかで、食事もおいしくいただけ、また正座もできるようになったのです。

気をよくして焼酎漬の量を少し増やし一日三回ほど飲んでみたところ、かえって痛みが戻り、つばを飲むとのどが痛く、鼻血が出たり、目にも異常が感じられたのでやめました。あまり多量に用いることはいけないようです。

それから体力は徐々に回復し、一カ月目からは、日中は床に入らず、杖を用いないで立てるようになってきました。それとともに、生きることへの自信のようなものもわいてきたのです。

次第に、車を運転して歯医者に通ったり、友人の見舞いにも出歩けるようになり、動きのはげしい孫を相手に毎日歩きまわるほどになりました。一カ月半を過ぎた頃には、主人と食事のしたくもできるようになりました。

その後、なんとなく色が気になって飲めなかった粉末のウマブドウをオブラートに包み、朝は焼酎漬、晩は粉末と交互に飲むようにしましたところ、体力が目に見えて回復してきました。

私の場合は、発病して二～三カ月と早くに飲み始めたことが、大きな効果をあげたのではないかと思います。

いただいた苗も庭先で順調に生育していますから、今後は再発の防止と家族の健康作りに役立ててまいります。

ウマブドウの焼酎漬を始めて二カ月半、採血の結果でもほぼ心配ない状態ですが、現在でも体力維持のため一日一回ずつ用いています。

腎臓病によく効いたウマブドウ酒。今では夫婦で愛用しています

北海道
田中　実（74歳）

私は一五年前の健康診断で、検査の結果「潜血最大」と言われ、約一カ月かけて精密検査を受けました。

結果は「両方の腎臓に古い黒点が数カ所あり、その影響で赤血球が漏れて潜血量が正常の人より多い」と言われ、その写真も見せられました。早急に手術しなければならないほどではないが、疲労回復力が劣るので、過激な運動や重労働は避けたほうがよいとのことでした。

あまり気にせず、日常生活を送っていましたが、ゴルフや力仕事をしたあとは、小便が赤っぽくなることもあり、やはり無理はいけないと思いつつも放置していました。

今年に入るとますます疲れやすくなり、体力増強をはからなければと思っていたところ、仲間からウマブドウ酒をすすめられました。それでさっそく、朝夕の二回、盃

一杯のウマブドウ酒を、水で五倍にうすめて飲み始めました。二カ月たった今では、畑仕事をしても尿が赤くなることはめっきり減ってきました。疲れもあまり気にならず、長時間の労働にも耐えられるようになりました。

私の場合、腎臓病以外に肝機能低下や高血圧症、それに糖尿病の治療にも同時に役立ったものと思われます。

また、妻はウマブドウが水虫に効くことを本で知り、毎晩足を洗ったあとにウマブドウ酒を塗るようにしたところ、すっかりよくなったのです。

さらに、妻は不眠症気味でもあったため、疲労回復と不眠症治療のために服用も始めました。妻はアルコールに弱いので、朝は粉末を、夜だけはカレースプーンで一杯のウマブドウ酒を五倍の水でうすめて飲んでいます。一カ月半で病院からもらっていた不眠症の薬も不要になり、おかげさまでよく眠れて疲れがとれるようになったとウマブドウに感謝しております。

ウマブドウの効用を身をもって知った妻は、今では、知人にもいろいろと効用を説明してすすめています。

たびたびの膀胱炎が悪化。術後のつらさもウマブドウエキスでよくなりました

広島県
山本孝子（52歳）

私はもともと膀胱炎になりやすい体質なのか、たびたび膀胱炎になっていました。

そのうち、とうとう尿道カルンケルにもなり、昨年七月に手術をしたのです。手術後には、なにぶんにも尿道のそばであり、皮膚ではないので薬はつけられないと医師に言われました。飲み薬もずっと続けて飲むものではないと言われ、毎日苦しい日々を過ごしました。

そんなときに、ふと知人からもらったウマブドウのことを思い出しました。

体がつらい時期だったので、これでも飲んでみようと思い、飲み始めました。ウマブドウは私には強くて、はじめに飲んだときは、胸が焼けるようでどうにもならないと思ったものです。

でも、たびたび飲むうちに、だんだんと体がよくなるのに気がつきました。

そして、夜は患部に貼って寝ましたら、これがよく効いてとても楽になってきたのです。そこで、朝晩10ミリリットルぐらいを水で三～四倍にうすめて飲み、夜は患部に貼って寝ることにしました。

今ではとてもよくなり、たいへんありがたく思っています。ウマブドウのエキスは、これからも飲み続けるつもりです。

ウマブドウを知らなかったらいまだに苦しんでいたのではないかと思い、感謝の毎日です。

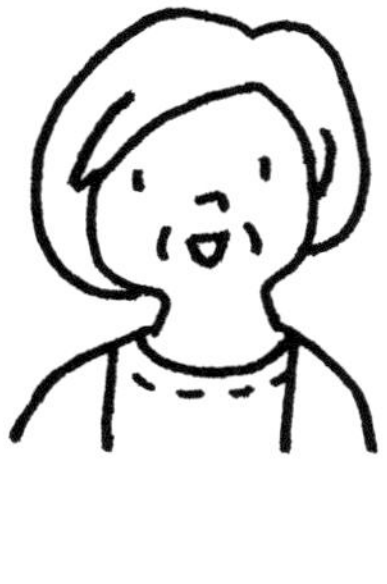

高血圧や関節痛がよくなった！自家製ウマブドウ茶で健康作り

栃木県
大原政夫（70歳）

私の兄弟や娘はみながんで亡くなっていますので、がんの予防にはとくに気を使っています。知人にすすめられたウマブドウも、予防に役立つのではと思い、焼酎漬を飲み始めました。

その過程で、私は次のような体験をいたしました。

まず、一〇年来悩まされ続けてずっと降圧剤を用いていた高血圧が、ウマブドウの焼酎漬を用い始めて数カ月ですっかり安定しました。現在は上一四〇、下八〇の状態が続いていて、医師もなんとも不思議がっています。

また、一昨年には膝の関節に痛みがきまして、医師に診てもらったところ、膝関節変形症と言われました。老年期の病気とのことで、治療もずいぶんと続けました。痛みは三カ月ほどでとれましたが、次の寒さがくると再発します。

そこで、ウマブドウの焼酎漬を毎晩風呂上がりにすりこんでみたところ、二カ月ほどですっかり治りました。

今では、ウマブドウの茎葉とアマチャヅルに市販の自然茶を入れて、飲みやすいように味を調えた自家製の薬用茶にしています。毎日ポットにいっぱい作り、妻とともに飲んでいます。

私も妻もこれまでお茶を飲む習慣がほとんどなく、来客の際だけだったのですが、今ではこの薬用茶がお茶がわりとして生活に定着し、健康にも役立っています。

ウマブドウの実の酢漬けも、打撲やしもやけにたいへんよいと聞いて、梅酒瓶に一本漬けて準備しています。その他、はちみつ入りの黒酢も毎日一回飲んでおり、そのせいか、この一年余り風邪をひきません。

ウマブドウは知人にもすすめて、大いに喜ばれています。

毎朝寒い中を来る牛乳集配の知人が、両腕が突っ張るように痛み、手もまわらず、重い物も持てないと言ってきたことがありました。

治療を続けても、なかなか効果がないとのこと。何かよいものはないかと相談を受けたので、ウマブドウの焼酎漬を飲み、痛むところにすりこむようにつけてみたらと教えました。

半月ほどたった頃、おかげでたいへん効きましたと感謝されました。この人も、今ではウマブドウの信奉者になっています。

また、金物などの重い物を扱う友人が、いつもは元気なのに、体を曲げてちぢんでいたこともありました。「どうした」と聞くと、「背中が痛くて仕事にならない」とのこと。「医者に診せたらヘルニアで、少々長くかかると言われた。なんとかならないか」と相談されたので、ウマブドウの焼酎漬をすすめました。

背中の痛いところに一日五、六回塗り、塗っては手のひらですりこむ作業をくり返したところ、七、八日で痛みがなくなったそうです。自転車に乗って、「こんなによくなったよ」と礼に来てくれ、私もうれしくなりました。

このように私のまわりでも、さまざまな症状にウマブドウが効いて役立ってくれています。

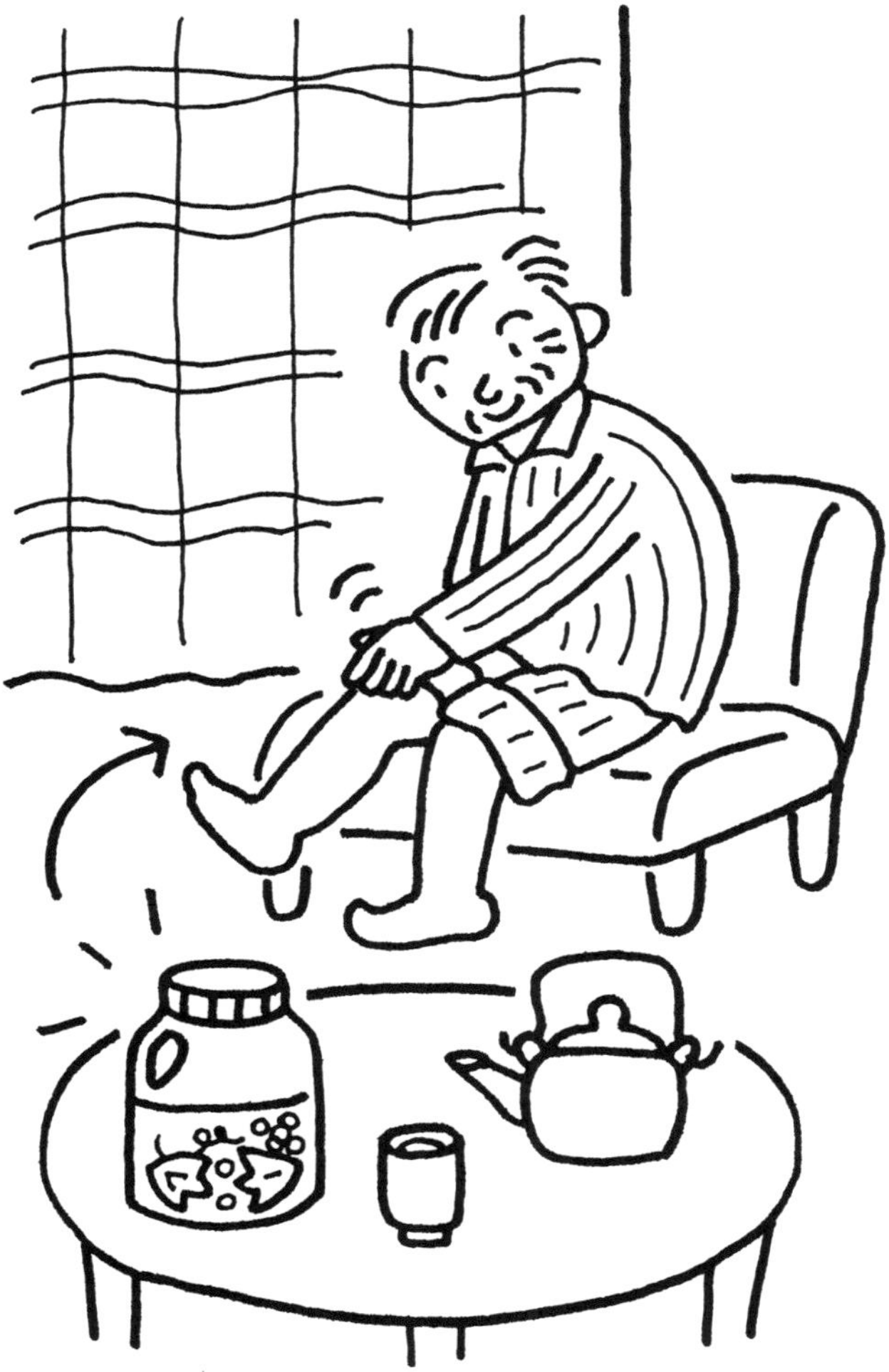

腰痛や腹痛にも不思議に効いたウマブドウ。庭で栽培して役立てています

栃木県
佐藤辰吉（72歳）

私がはじめてウマブドウの名を聞き、現物に出会ったのはもう四〇年以上も前のことです。

足にケガをした私に、同僚がウマブドウの葉をもんでつけると効くと教えてくれたのですが、ウマブドウがどういうものかわかりません。その同僚に探してもらい、葉をもんで汁を患部につけたところ、よくなったのでした。

三年ほど前からウマブドウの実を採集して漬けています。その頃、長男の嫁が出産をひかえていながら肝炎を患い困っていましたので、つるや葉などを煎じて飲ませてみました。すると急速によくなりましたので、これは肝臓の妙薬と考えています。

そのときから、嫁も長男もウマブドウの焼酎漬を飲み続け、今では嫁の体調もすっかり回復しております。朝の一杯のウマブドウが、若い二人の健康にこんなに役立っ

ていることに驚きます。

私も妻も老年ですが、朝の一杯が体調にたいへんよく効いています。周囲の方にも差し上げていますので、毎年焼酎漬は三斗ぐらい作っています。

以前は遠くまで実の採集に出かけましたが、ほどなく近所の河岸にたくさんあった太い苗を屋敷内の空地に二〇本ほど移し植えましたので、採集に出かける必要はなくなりました。家庭の常備薬として用いるには、栽培することがもっともよいと考えます。

低い棚を割竹で作り、その上につるを這わせて作りました。この方法がもっとも簡単で、収穫の際もラクに作業ができ、害虫の防除や肥培管理などがじつに合理的です。栽培される方にはぜひおすすめしたいと思います。

普及の進んでいない地域ではまだ自生のものも見かけますが、木にからんでいたり、日陰や風通しの悪いところに生えているものは、つるは伸びても実の収穫は少ないようです。家のまわりに二、三本植えて手入れしていれば、自家用の実は十分収穫できますので、試してみてください。

ここで、私のウマブドウ体験を二つお話ししたいと思います。

以前、寒くなって腰痛がひどくなったとき、風呂で治してみようと思いつきました。そこで、ウマブドウのつるを刻んだもの三〇グラムずつを布袋に入れ、風呂の釜の上で煮立てるようにしてみました。このウマブドウ風呂に一週間ほど入ったところ、痛い腰を忘れるほどになったのです。人間はやはり頭で考え、いろいろ工夫してやってみるものだとしみじみ思いました。

また、こんな出来事もありました。

夜中にひどい腹痛が起きて目がさめたのです。そのとき、妻が思いついたのがウマブドウの貼り薬。漬けた実を数十粒くだいてうどん粉と混ぜ、エキスでねり薬を作り、布にのばして腰から背中に貼りつけてみたのです。そのまま眠ってしまい、目がさめると昨夜の激しい痛みは忘れたようにおさまっていました。

まったく不思議と思えるほどの効き目です。

ウマブドウにはなぜこんなにすぐれた効果があるのか、どうして世の中に知られなかったのか、それも不思議だと思っています。

毎日の健康維持にウマブドウを利用。妻の五十肩も解消しました

長野県
林　誠雄（67歳）

私は毎日の健康維持のため、ウマブドウを利用しています。

東京にいる友人が、四、五年前よりリウマチのような病気で苦しんでいたので、ウマブドウの実の粉末を一〇〇グラムほど送ったところ、奥さんから「私も胃が悪くて困っていますが、私にもよいでしょうか」との電話。

「そんな話は聞かないけれど、健康にはいいはずですからよいでしょう」とあいまいな返事をしましたら、五日目の夜、「あのウマブドウは本当によく効きますね。もっとほしいから用意してください」との電話がありました。送った本人が驚くほどよく効いた例です。

以前、妻が五十肩の痛みのため、エプロンのヒモが後ろで結べないほどになったことがありました。

粉末や焼酎漬を試してみましたが、一カ月しても快方には向かいません。一週間ぐらいで快方に向かった人の話とだいぶ違うので、効く人と効かない人があるのではないかと思っていました。ところが三カ月ぐらいすると、毎朝床の上で腕と肩の運動をしていたのを忘れるほどになり、手も後ろにまわるようになってきたのです。たしかに効きました。

ウマブドウの焼酎漬は、アルコール三五度のものは、外用の塗布や湿布、永年保存するのによいようです。

焼酎漬は女性や子供が飲用するにはアルコールが強すぎて、ちょっと無理があると思います。アルコール二〇度の焼酎で少々多くウマブドウを入れて作ったものなら、女性や子供でも飲めるのではないかと思います。

茎葉と炒玄米を混ぜて飲用するのもよいようです。私はこれに抹茶を少し加えていますが、たいへんおいしく飲めます。

これらの体験が『日本農業新聞』に紹介され、その後私の村でも大勢の方がウマブドウに関心を持って、私のところに相談に来るようになりました。

耳鳴り、中耳炎、風邪の予防…ウマブドウを信じ何にでも役立てています

栃木県
浜 陽子（80歳）

終戦後、夫とともに故郷へ帰り、老父母の手助けをしながら、二人ともほとんど経験のない農業を継ぎました。

三児をかかえ、慣れない重労働とアレルギー体質などもあって、ひどい心臓性ぜんそくにかかり、五、六年間、たいへんな苦労の連続でした。

その頃、私の生まれ故郷（日光）の近郊の町にある弘法の灸が、ぜんそくに効くと教えられました。脊椎の両側に、三、四センチぐらいの跡が残るほど大きな灸を、約一年間、毎月続けました。

それがよかったのか、その後は以前のような苦しい症状も起きなくなりました。風邪をひかないように注意しながら、農作業と家事を続け、子供たちが成人するまでは平穏な毎日が過ぎました。

ところが、六〇近くになって耳鳴りがひどくなってきたのです。専門医院へ通院しましたが、治療しながら中耳炎となり、水もたまってしまう状態で、それをとりながら治療をくり返している間に、八年の歳月が過ぎてしまいました。

以前からウマブドウは知っていましたが、なんとなく医療のほうが信頼できるような気がしましたし、また極端なアルコール忌避症でしたので、焼酎漬を飲もうとは思いませんでした。が、八年目を過ぎた頃、ふと粉末を飲んでみようかと思いたったのです。

神経質な私には飲みにくいものでしたので、オブラートに包んで飲んでみました。一年ほど続けている間に、病院への足もだんだん遠のき、行かなくてもよいぐらいにおさまってきたのです。最近では、ぜんそくも風邪も心配いらなくなりました。

その後は、ウマブドウの茎葉に薬草類を二、三種混ぜて煎じたものを、家族一同、食後に飲んでいます。孫たちもひどい風邪はほとんどひかなくなりましたが、それでも具合の悪いときは、焼酎漬に少々甘みを加え、うすめて飲ませてやります。

健康はなんと申しましても、ふだんの心がけが第一だと思います。病気になってからの医者や薬より、まずは自分で守ることが大切だと思います。

しもやけ、切り傷、虫さされと、何にでも「ウマブドウ」と口にしますので、孫たちにはまた始まったと笑われますが、信じて何にでも用い役立てています。

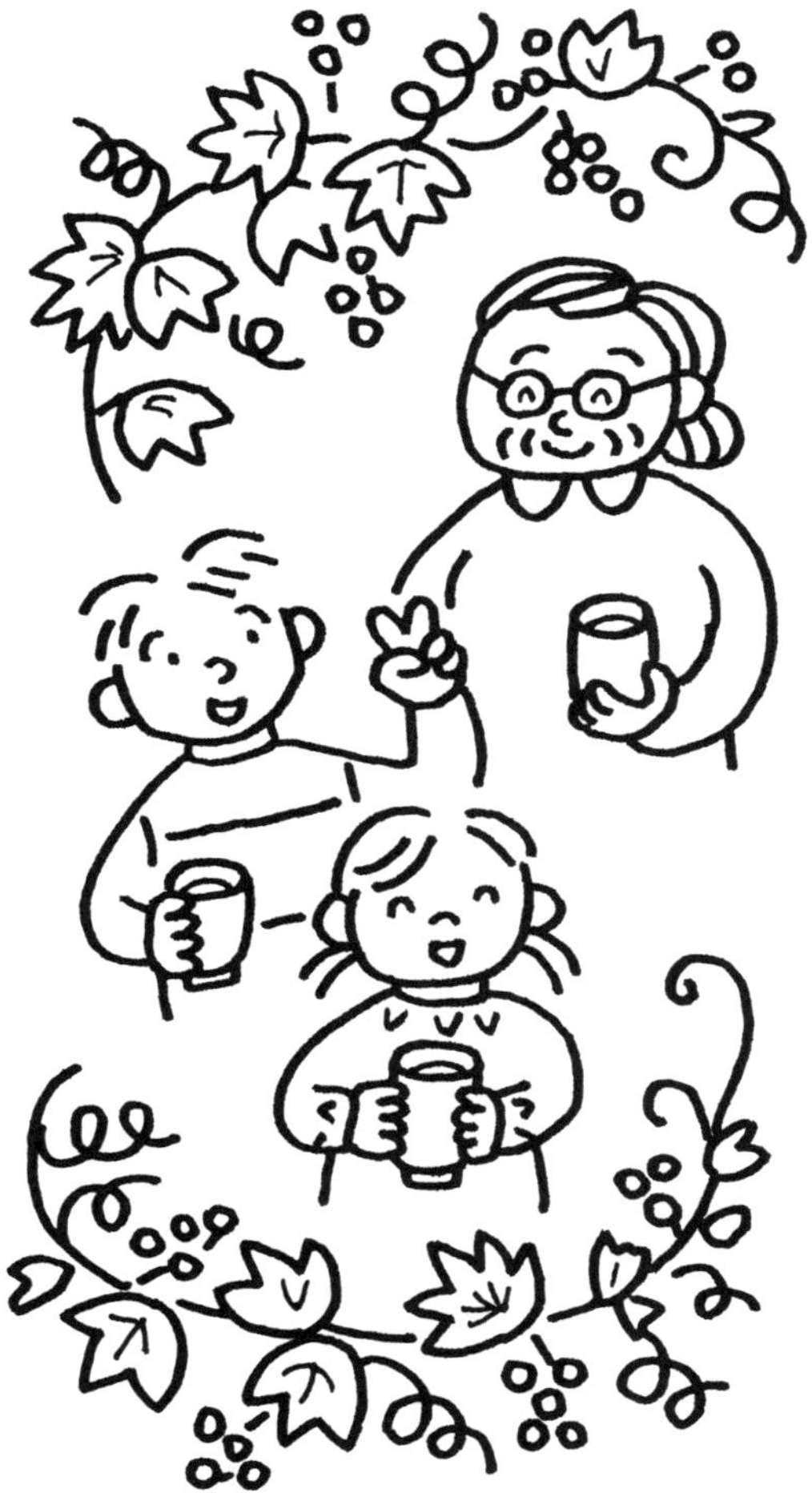

実を採取して焼酎漬に。歩くのも困難だった痛みによく効きました

東京都
藤田亮男（50歳）

ひとりでも多くの方にウマブドウを知っていただきたいと思い、お話しします。

三年ほど前、渓流釣りに東北地方へ行ったときのことです。友人が釣り上げた尺物のイワナを見に行く途中、川の中で転び、左膝上部の皿を岩に打ちつけてしまいました。冬になると、その膝が針を刺すような痛み方をするようになりました。

いろいろな薬を使用しても、病院に行っても治りません。何かよい薬はないものかと思っていた矢先、電車の中においてあった雑誌で、ウマブドウのことを知りました。子供の頃、叔父がよく話してくれた薬草ではと思い、現物を見ようとウマブドウ普及会に写真入りのパンフレットの送付依頼をしました。

写真入りではなかったのですが、送られてきたパンフレットと会員の経験談などを読むうち、叔父が言っていたのはこれだと確信しました。「ネコの変わり実」といっ

て、田舎の川の土手あたりによくあると言っていたのです。

そこで昨年九月、青森方面に行く予定の渓流釣りを会津の奥川にと変更しました。ウマブドウを採りたいためです。

友人にもウマブドウの話をしたら「家内も、寒くなると足が痛むと言っていたから試してみよう」とのことでした。

私も友人も釣りどころか、ウマブドウ採りに懸命。青ピンク色に手頃に実ったウマブドウの実を、リュックにそれぞれ山ほど採って帰りました。

採ったウマブドウはよく洗って、焼酎に実を漬けます。二〇日ぐらい漬けてから、焼酎を瓶にうつし、実をつぶして裏ごしにします。こうして出たどろどろの汁を焼酎の瓶に入れてよくふり、少量飲みますと手足の痛みによく効くのです。

しぼりかすは捨てずに、ガーゼに塗って膝の痛むところに貼ってみました。すると、その夜は痛まず、よく眠ることができたのです。その貼ったかすを今度はよく乾かして粉につぶし、うどん粉と酢でねって貼ります。これを二、三回くり返したところ、歩くこともできなかったのが、昔以上になりました。

ウマブドウは腫れ、かゆみにも効果的。歯痛、口内炎にも即効性あり

栃木県
砂田シノ（69歳）

子供のころ、ウマブドウが腫れ物などに効くという話を、父から聞いた記憶がありますが、最近まで使ったことはありませんでした。

昨年、足の裏の土ふまずがひどく腫れて、歩けないほどになりました。医師は手術するのは危険だと言います。

そこで、そば粉二に対し、うどん粉一の割合で混ぜ、ウマブドウの焼酎漬でねり薬を作り貼ったところ、約一カ月ですっかりよくなりました。医者には軟骨が出たと言われたのですが、今は治り、手術をしなくてよかったと思っています。

このねり薬は、何回分も余分に作り、小パックに詰めて保存すると、たいへん有効に用いることができます。

昨年の夏、千葉に住んでいる孫が、キャンプに行った先でアリに食われ、全身が腫

れてかゆがってたいへんなことがありました。二、三日は軟膏などを塗っていましたが、なかなか治りません。

ちょうど泊まりに行った私が、いつも持ち歩いている焼酎漬を孫に塗ってみました。そうして寝かせたところ、かゆみも腫れも一晩でとれたのです。その効果にびっくりしました。

幸いに、近所の荒地にウマブドウの実がたくさんありましたので、その場で焼酎一斗分も漬けて、子供たちや知人に分けてきました。

また、歯痛、口内炎も、焼酎漬を口に含んでいるだけでおさまります。その即効性にも驚いています。

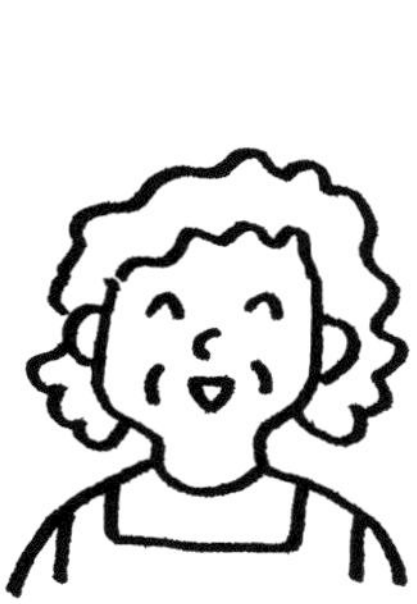

病後の脱毛に悩みましたが、育毛にもウマブドウが効きました

愛知県
依田トミ子（57歳）

少し恥ずかしい話なのですが、あまりにうれしくてぜひみなさんにもお知らせしたいのです。ウマブドウの粉末と焼酎漬で黒髪をとり戻した私の体験です。

私は八年前に、胆石、胆のうを患いました。三カ月ほど四〇度前後の高熱が続き、子供たちも近所の方も助かる見こみはないとあきらめていましたが、幸いに手術をして命はとり留めることができました。

しかし、その高熱のためか、回復後に髪の毛がすっかり抜けてしまったのです。人様に会うたびいやな思いをして、美容院から発毛剤なども買って塗ってみましたが、全然効き目はなく困っていました。

そんなとき、ふと思いついてウマブドウと発毛剤を混ぜてつけてみたのです。すると、六カ月ほどで黒い毛が生え始めたのです。まだふさふさとまではいきませんが、

自分でもびっくりするやらうれしいやら、白髪も見えず本当に感謝しています。

また、私の家では繁殖牛を飼っているのですが、その牛が外へ出て、きび麦を一斗も食べてしまったことがありました。

獣医さんにいろいろ治療していただいたのですが、助かる見こみはないとのこと。主人も肉にしてしまう決心をしましたが、ウマブドウを飲ませてみようと思いつき、粉末三さじに焼酎漬一〇〇ミリリットルを混ぜて飲ませてみました。

すると、目の前で起きる力もなく首をなげ出していたのが、急に起き上がり、わらを食べ始めたのです。これには私たちもびっくりしました。ちょうど妊娠していましたので、お腹の子牛まで助かりました。

翌日、獣医さんも来て驚いていました。その後も、食べすぎや食欲不振のときは、ウマブドウの煎じたものなどを飲ませています。

こんなに何にでも効く薬草は今まで見たことがありません。

ウマブドウの効き目を近所の人たちにも知らせてあげ、昨年は実を採って焼酎漬も作りました。葉やつるも採って乾かしておき、折にふれて煎じて使っています。

ウマブドウの粉末で小児ぜんそくがおさまり、明るい毎日！

栃木県
山川千賀（28歳）

私の長男（四歳）は、三歳頃から風邪をひきやすくなり、アトピー（湿疹）も出てきました。医師からぜんそく性気管支炎と言われ、発作も二、三度起きました。しばらく発作もなく安心していましたが、去年の七月、突然発作に見舞われ、まちがいなく小児ぜんそくとの診断で、アレルゲンの注射を受けていました。

今年の正月、実家に帰りましたとき、またひどい発作に襲われ急いで帰宅、医大の診療で発作はやっとおさまりました。しかし、それでも朝夕の咳はなかなかおさまらず、困っていました。

そんなとき、実家の兄がウマブドウの粉薬を届けてくれました。

これを朝夕飲ませているうち、四、五日目から、晩の咳はピタリと止まるようになったのです。朝の咳はそれから一週間程度続きましたが、その後は全然出なくなりました。

子供が咳をコンとするたびに寝顔をのぞきこむ毎日でしたが、今では嘘のようにおさまって元気に遊ぶようになり、家中が明るくなりました。

これからは、家でも栽培して家族の健康に役立てていきたいと思います。

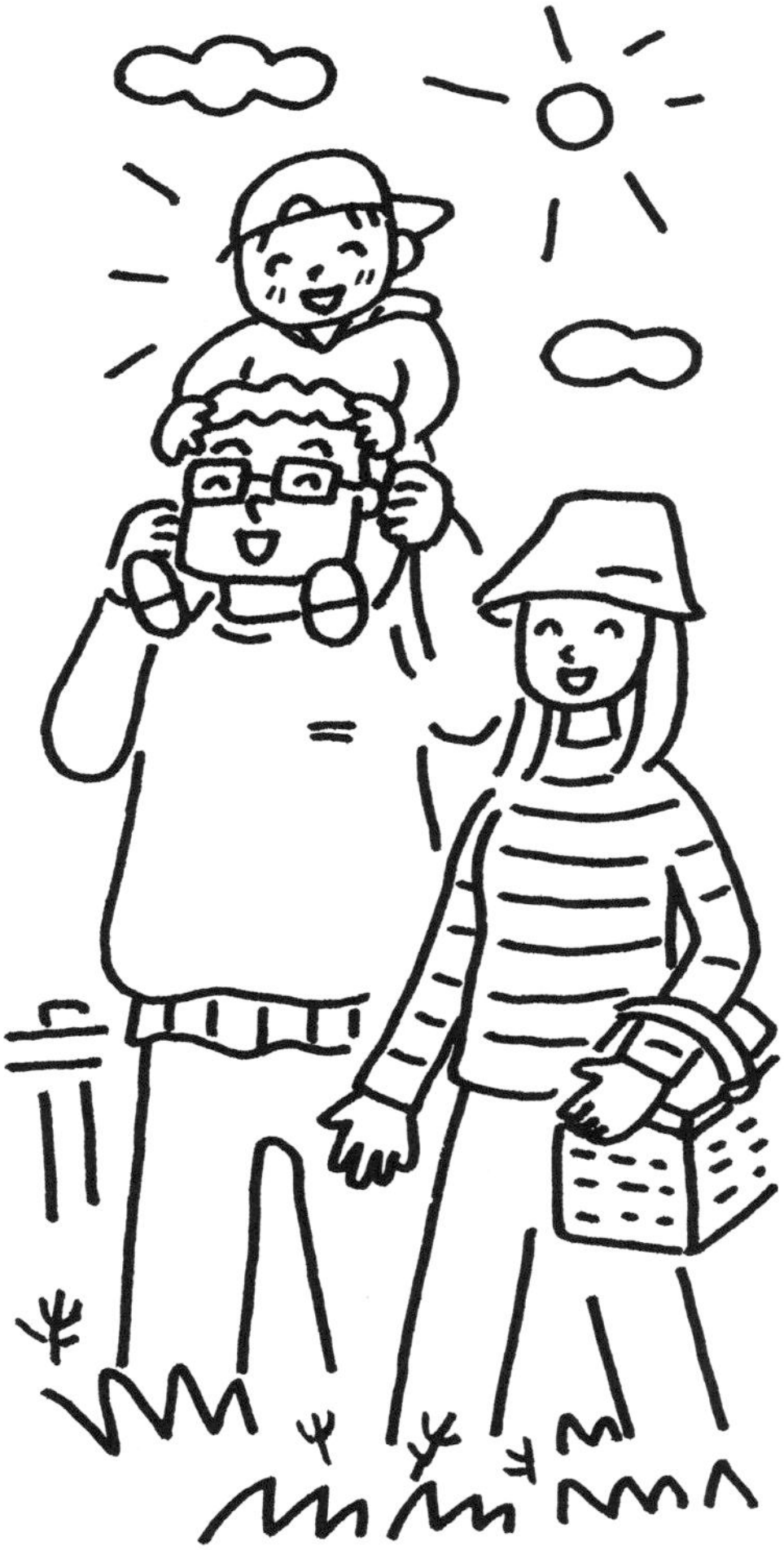

野山で採取して作った焼酎漬がこんなに役立つのかと目を見張る思い

宮崎県
青木よし子（45歳）

身近に野生しているウマブドウが、こんなに役立つのかと目を見張る思いです。

ふとしたことからウマブドウの話を聞き、九月の採取期に野山をかけまわって、四升の焼酎漬を作りました。残ったウマブドウの実は親類の者にゆずり、茎などを煎じて毎日お茶がわりに飲むようになりました。

一年ぐらい前のことです。パーマ液が耳に入って、中耳炎のように耳だれが出るようになったことがありました。

あれこれと薬をつけてみましたが、いっこうに治る気配がありません。ますますひどくなる感じさえして、病院へ行こうかと思っていた矢先、ウマブドウの煎液を飲んでみました。

二週間ほど続けたところ、耳だれはすっかり出なくなったのです。不思議に思い、わざと耳の中をいじってみるのですが、いつもカラカラに乾いています。これはたしかにウマブドウの効果だと信じています。

また、つい先日は左足の関節が急に痛くなり、夜も眠れぬほどになりました。夜中に起きだして、若い茎葉、つるを酢と小麦粉でねって湿布したところ、翌日は痛みがなくなり、好きなバレーボールを続けることができました。

友人が、稲わらで突き目をして、目薬をつけたけど治らないと、赤くうるんだ目をして来たときも、だまされたと思ってと言い聞かせながらウマブドウの幹の生汁をつけてやりました。そうしたところ、数日たってすっかりよくなったとたいへん喜んでおりました。

こうした体験から、今ではまったくウマブドウにとりつかれた感じです。

これまで、畑のまわりにわがもの顔にはびこるウマブドウがにくらしく、切り捨てていたことを後悔し、今は道端に生える小さなウマブドウの木さえ、命のかずらと愛らしく思えるようになりました。

これからもウマブドウを育てながら、健康を守っていきたいと思います。

ウマブドウで昔の声をとり戻し、今では風邪ひとつひかず健康です

福島県
斎藤昭美（59歳）

四〇代の半ばを過ぎてから徐々に声が出なくなり、あちこちの病院を歩きました。がんではないか、死ぬのではあるまいかと身も細るような苦しみで、五三キロあった体重が一〇キロも減ってしまいました。

のどにポリープができているためとわかり、医者からは手術しなければ治らないと言われましたが、こわくて手術に踏みきれません。いろいろな薬を飲み、神も仏もないのかと涙するつらい毎日でした。

それから一一年、ちょっと声の出たこともありましたが、またダメになり、無理に出せば極端に体が疲れるなどで、電話にも出られませんでした。

そんな折、農業雑誌にウマブドウがいろいろな病気に効果があると出ているのを見ました。

幸い私どもの田畑の土堤にたくさんありましたので、ウマブドウの実をたくさん漬け、茎葉も煎じて飲み始めました。漬けたものは夜寝る前に盃一杯を水割りにし、神に祈るような気持ちで飲み続けました。

そして一年五カ月がたったある朝、新聞配達の少年に「ごくろうさん」という声が、自然にのどから出たのです。

驚きました。涙が出てきました。うれしさのあまり歌いました。手術しなくても声が出たのです。ウマブドウの効き目がやっとあらわれました。

今年五九歳、心に太陽を唇に歌をと、ほがらかに暮らしていきたいと願っています。

その後は、家族みなで愛用し、風邪ひとつひきません。今年八四歳の義父も元気いっぱいに過ごしております。

また猫に飲ませましたところ、乳にできたしこりが一週間ほどでいつのまにかなくなっていました。

肩こり、魚の目、痛風…こんなに効く薬草ははじめて知りました

新潟県
谷 喜江（56歳）

五〇歳ぐらいより肩こり、膀胱炎がひどく、疲れたり、冷えたりすると必ずといってよいほど病気が起きました。

鍼灸にも約二年半通いました。最初は一週間毎日続け、その後徐々に間隔をのばして一週間に一回ぐらいにしました。治療して二、三日は少し肩こりも軽くなりますが、すぐ戻ってしまいます。あらゆる漢方薬や貼り薬も使用しましたが、効果はありません。ウツボ草も二回ほど飲みましたが、だめでした。

そこで二年ほど前から、乾燥したウマブドウのつる二に対しアマチャヅル一の割合で煎じた汁（ビールぐらいの色）を、朝夕、コーヒーカップ一杯ずつ飲み始めました。すると一年ほどして、忘れたように肩こりがとれ、ラクになったのです。

肩こりの症状は現在まったくありません。なんとなく体全体がやわらかくなったよ

うな気がします。

足に直径二センチの魚の目ができ、熱をもって痛んだときもウマブドウで治りました。焼酎漬にしてあったウマブドウの実をつぶして和紙にのばして貼り、夜くつ下をはいて寝たのです。翌朝は熱もひき、痛みもとれました。なお一四、五日続けていたら、自然にやわらかくなってきて、中の目のようなもの（脂肪のかたまりのようなもの）がとび出し、今は傷跡もなく、わからなくなりました。

現在も、ウマブドウのつるとアマチャヅルの煎じた汁を朝夕飲んでおります。夫はウマブドウの実の焼酎漬を、毎晩盃に一杯ずつ飲んでおります。

まわりでも、一〇人ぐらいの友人がウマブドウを漬けています。

五八歳と六〇歳の友人は、痛風で痛む足に焼酎に漬けたウマブドウの実をつぶして湿布して寝たところ、朝は痛みもなく、腫れた赤みがとれていて、びっくりしたそうです。うっかりして釘を踏んだときも、同じようにして痛みがとれたそうです。

こんなに効く薬草はこの年になってはじめて知りました。昨年は焼酎漬を一斗作り、痛む人に分けてあげました。

長年悩まされた肝炎が三カ月で治った。打撲ややけどにもよく効きます

静岡県
益田栄次郎（73歳）

私は二〇年ほど前に胃潰瘍の手術をしました。それ以来、年に数回検査を受けているのですが、お酒が好きなせいか、肝炎が出たり少しよくなったりと、なかなか完治というところまではいきませんでした。

医者も、「肝臓に効く薬はあまりないから」などと言います。それを聞いて、三年前に薬を飲むのもやめてしまいました。

ちょうど同じころ、健康雑誌で肝臓にいいというウマブドウの記事を読み、これはいいかもしれないと思いました。さっそくやってみようと、山や河原に行って実を見つけてきて焼酎漬を作り、朝晩、盃に一杯ずつ飲むようにしたのです。

効果は驚くほど早く出ました。飲み始めて二カ月ばかりたったとき、医者から「ずいぶんよくなっていますよ」と言われたのです。

その一カ月後の検査では、「肝炎の抗体ができているので、もう心配はいりません」と言われました。

一七年も治療に通っていた肝炎がこんなに早く治るとは……。まったく驚きました。

今では、自宅の庭でウマブドウを栽培しています。

去年は、一升瓶で四〇本も焼酎漬を作り、息子に送りました。息子は商売をしているのですが、肝臓が悪いというお客さんに差し上げて、よくなったと喜ばれているそうです。

ウマブドウは、打撲症ややけどにもよく効きます。打撲傷はウマブドウの湿布をしておくと、たいてい一晩で治ります。やけども、焼酎漬の中に手を入れておくと、三分ほどでうそのように痛みがとれます。

お酒を飲みすぎても二日酔いにはなりませんし、本当に、ウマブドウは私の健康のお守りみたいなものです。

生理痛やかゆみがピタリと治ったと知人からたいへん感謝されました

茨城県
吉野　昇（67歳）

知人のY子さん（四八歳）は、若い頃からはげしい生理痛に悩まされてきたそうですが、ウマブドウのつる、葉の煎じた汁を、たった二回試しただけでピタリと治ったとのこと。

主婦Wさん（四九歳）も、生理痛が重く、鎮痛薬を飲んで過ごしていたそうですが、ウマブドウを二、三度飲んだところ、嘘のようにラクになったそうです。

今さらながらウマブドウの威力に驚異の目を見張っています。

また、寒くなって乾燥すると、老人性かゆがりに悩む人が増えるものです。かゆがりに苦しむ老人二人に、ウマブドウの焼酎漬を一日二、三回塗布するようにすすめたところ、二人とも二、三日で完全に治ってしまい、たいへん感謝されました。

ウマブドウの焼酎漬は、ほとんどすべての病気に奏効し、ますます「最高の家庭常備薬」の感を深くする次第です。

さらに最近、子宮がん末期の五〇代の女の人に、ウマブドウ果実の焼酎漬をさしあげたところ、がん特有のひどい痛み、だるさが嘘のように消え去ったとのこと。だれもがウマブドウの偉効に驚きの目を見張ります。

その人には、二年前にウマブドウのことを教えたのですが、当時はその気になれなかったようでした。今になって、どうしてあのとき素直に受け入れなかったのか、このすばらしい人生をなんとかして生きたいと泣きじゃくっていたそうです。

ウマブドウに対する研究の輪を広げ、難病に苦しむ人を救ってあげたい思いでいっぱいです。

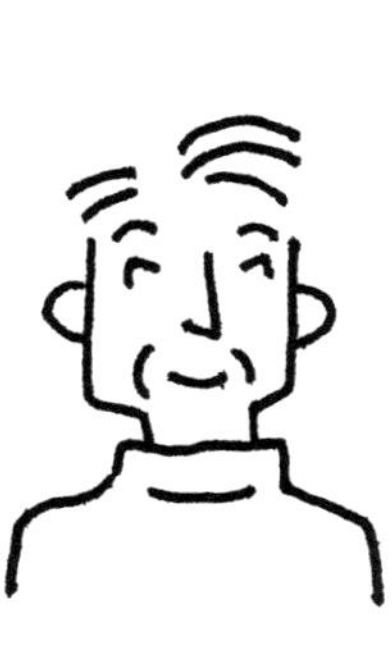

治療法のない緑膿症も改善。粉末と焼酎漬を愛用しています

石川県
田島カヤ（69歳）

私は、農業のかたわら、温泉宿のリネン室で朝九時から夕方五時まで働いています。忙しい仕事なのであちこち痛いところのある人が多く、ウマブドウを教えてあげて喜ばれています。

六三歳のとき耳鳴りが始まり、耳鼻科に二カ月通いましたが、よくなりませんでした。その後、耳だれが出るようになり慢性の中耳炎と言われました。二日おきに通院しましたが、同じような状態でした。

三年後には緑膿症だと言われました。今のところ薬も治療法もないとのことでしたが、アロエのエキスを飲み、アロエの生汁で洗ったり、生汁をつけたりしているうちに少しずつ治ってきました。

その後、アマチャヅルのことを聞き、山で採って飲むようになりました。続いてウ

マブドウのことを知り、実を採って焼酎に四升漬けました。娘やいとこにも実をあげて漬けさせました。

今は朝は粉末、夜は焼酎漬を飲んでいますが、風邪気味のときや疲れたときに少し耳だれが出るくらいで問題はなくなりました。教えてあげた人も、肩こりや筋肉痛に焼酎漬をつけてその効果に驚いています。

去年、アマチャヅルを採ろうとしてハチに刺されたときも、ウマブドウの葉を見つけてかんで、刺されたところにつけましたら、赤くはなりましたが腫れずに簡単に治りました。今年は、蚊に刺されたときに焼酎漬をつけてみようと話しています。

そのためにも焼酎漬をたくさん作ろうと、今のうちからウマブドウのあるところを探しています。

煎じたウマブドウ茶で二〇年来の花粉症がよくなりました

茨城県
吉田京子（48歳）

近くに大きなスギの林があるせいか、もう二〇年近くも花粉症に悩まされてきました。

早くも二月頃になると、花がグズグズとつまって、目もかゆくなってきます。咳はあまり出ないのですが、ひどいときには微熱が出たり、全身がだるくて何もできなくなってしまうのです。

それまでは医者から薬をもらって飲んでいたのですが、このままずっと飲み続けるのもこわくなりました。そんなところへ、何かの記事でウマブドウのことを見て、さっそく試してみたのです。

近くで採ったウマブドウを乾燥させて煎じておき、鼻づまりなど「きたな」と思ったらお茶がわりに飲むようにしてみました。すると、二〇分もたたないうちに不快な症状が消えていくのです。これには驚きました。

昨年はあまり花粉がひどくなかったのか、それとも抵抗力がついたのか、ほとんどウマブドウに頼らずにすみました。

今は焼酎漬を作って、筋肉痛のときなどに重宝しています。痛むところに塗ると、これがまたとてもよく効くのです。

※この章は、ウマブドウ普及会に寄せられた
体験記を仮名でまとめたものです。

第２章
健康になる薬草ウマブドウとは？

薬草ウマブドウはこんな植物

古くから民間療法に使われてきたウマブドウ

第一章では、全国から寄せられたウマブドウについての体験記、喜びの声を紹介させていただきました。

このようにウマブドウは、さまざまな体の症状をやわらげてくれる効果が期待できる薬草です。

私がはじめてウマブドウのことを知ったのは、今は亡き妹の闘病生活を通じてでした。最初は「ウマブドウの実を焼酎漬にすると病気にいいらしい」というだけで、じつはウマブドウというのがどんな植物かという知識もなかったくらいです。

すすめられたウマブドウの焼酎漬を塗ってあげると、妹は病気の痛みがラクになると言いました。末期がんだった妹はその後亡くなりましたが、少しでも苦痛をやわらげてやれたことはよかったと思いました。

それ以来、父は近くの山や土手でウマブドウを採取し、焼酎漬を作って人にすすめるようになったのです。

その後、私もいろいろと調べた結果、ウマブドウが古くから民間療法に使われてきたことを知りました。ウマブドウはノブドウとも呼ばれており、ノブドウで調べてみるとさまざまな資料がありました。

実を焼酎漬にして飲んだり、痛みのある部分に貼ったりと、昔から服用、外用の両方で使われていたようです。国内の民間薬や薬草に関する文献によると、虫垂炎や腫れ物、ひょうそ、突き目に薬効を示すなどと記されています。

ウマブドウは身近な薬草であり、その焼酎漬は、家庭の常備薬として知られていたようです。

地方によってこれだけ違うウマブドウの呼び方

ウマブドウは地方によって、それぞれ独自の名称を持っています。

ウマブドウという名前は知らなくても、地方での呼び名を知れば「あれのことか」と思い当たる方もきっといらっしゃることでしょう。

近郊の野山などで、すでに見ている方もいると思います。ぜひ探しに行ってみてください。

【各地でのウマブドウの呼び名】

ネコブドウ――津軽
イヌブドウ――山形
ドクブドウ――山形、長野北部
イヌカマエビ、ウマノメダマ――東京、埼玉
ハコボレ――埼玉
ウマエンヅル――千葉
ネコノメ――日光
ウマブドウ――那須、福島
ドクボッコ――会津

サルブドウ——新潟
カラスブドウ——福井
カラスエビ——中国地方
ウシブドウ——岡山
イヌガラミ——山口、大分、鹿児島
インガネブ——長崎、天草

文献によるウマブドウの特徴

ウマブドウとはどんな植物なのか、まず学名から紹介していきましょう。

ウマブドウは名前からもわかるとおり、ブドウ科の植物です。ブドウ科の植物は、約一〇属五〇〇種が、熱帯から温帯にかけて分布しています。

日本に自生しているブドウ科の植物は、ブドウ属(Vitis)、ツタ属(Parthenocissus)、ノブドウ属(Ampelopsis)、ヤブガラシ属(Cayratia)の四属。ウマブドウはノブドウ属の種類で、学名はアンペロプシス・ブレウィペヅンクラータといいます。

これは「ブドウに似る」「短い花柄の」という意味からつけられていて、ウマブドウの特徴をもあらわしています。

ウマブドウはつる性の多年草

都会では「ウマブドウ」「ノブドウ」の名前を知らない方も多いかと思いますが、ウマブドウは意外に一般的な植物です。

郊外の野山に出ると、わりと簡単に見つけられますし、都会でもちょっとした茂みなどに生えていることもあります。

ウマブドウはブドウ科の植物で、つる性の多年草です。日本の各地、および台湾や中国の山野などに分布しています。土手や丘、山林、山地のふもとなど、日当たりがよく風通しのよい湿地で多く見られます。

ウマブドウは、次のような特徴を持っています。

ウマブドウの特徴

①葉の特徴

葉は互生し、葉質はうすく、手のひら状をしています。その形は変異性にとみ、三角形で裂けないもの、浅く三裂するもの、深く三～五裂するものなどさまざまです。

葉の長さは四～一二センチほどで、ふちはギザギザしています。

葉の下面は無毛もしくはまばらな毛があり、淡緑色をしています。ウマブドウとよく似たエビヅルは、若枝も葉の下面も綿毛をかぶり、灰白色もしくは淡褐色をしているので、ここが見分けるポイントとなります。

②花果実の特徴

六～八月頃、淡緑色の小さな花がたくさん咲きます。花は横にかさ形に広がり、多くの花が集まっています。

果実は直径六～八ミリの球形をしていて、色は淡緑白色から紫色、そして黒紫色に変わります。

ウマブドウの果実の味は、タンニンが多くて渋く、多少の甘みのあるものもありますす。果実も食べられるのですが、食べすぎると下痢をすることもあります。

ウマブドウの特徴

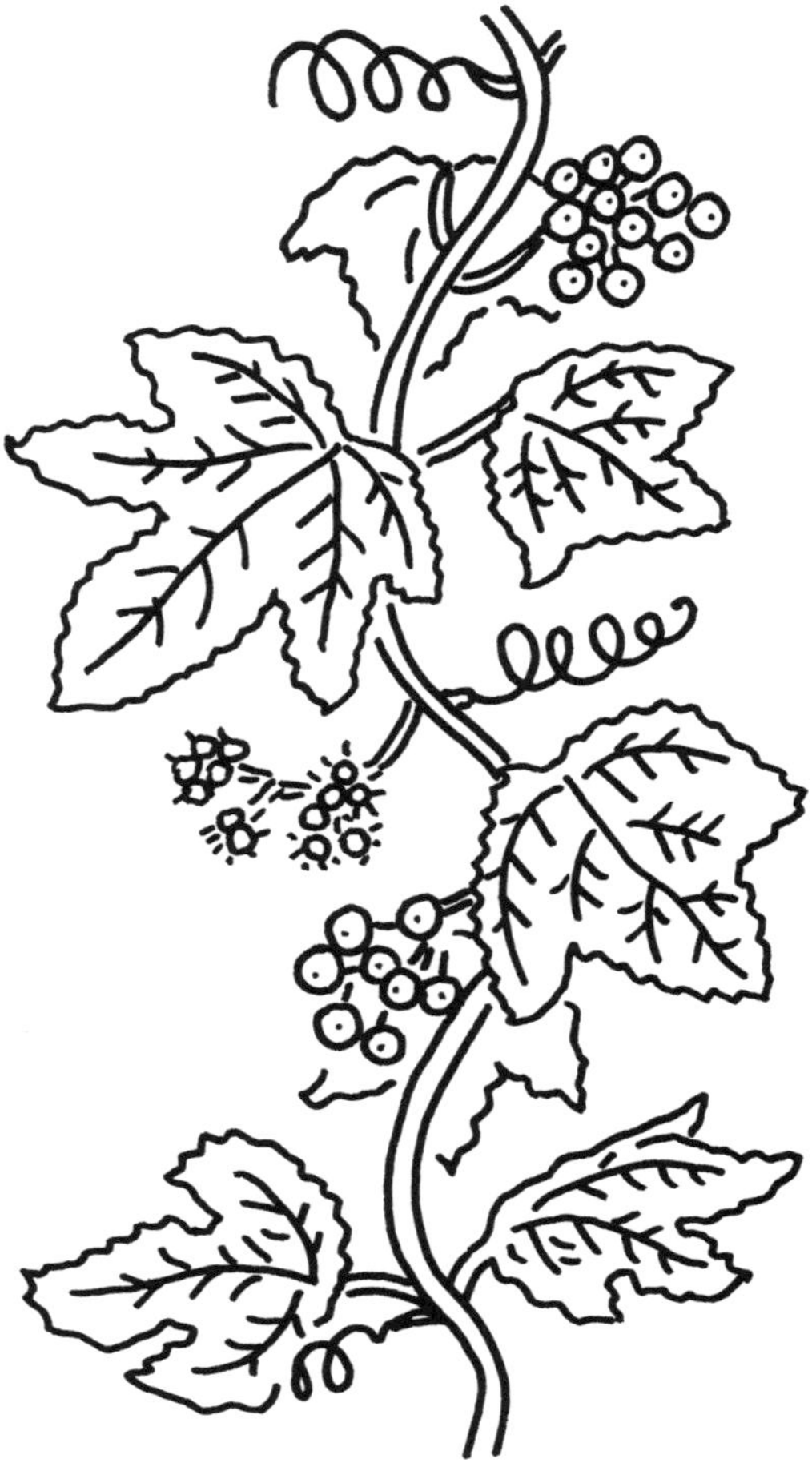

(葉)
- 葉の長さは4〜12cm。
- ふちはギザギザ。
- 下面は無毛またはまばらな毛で淡緑色。
- 形は浅く3裂、深く5裂、
三角形で裂けないものなどさまざま。

(花)
- 6〜8月頃、淡緑色の小さな花が
たくさん咲く。

(果実)
- 直径6〜8mmの球形。
- 淡緑白色→紫色→黒紫色へと変化。
- 虫こぶになるものが多い。

(つる)
- 表面は灰色がかった茶色の皮に
おおわれている。
- 各節ごとに巻きひげ。

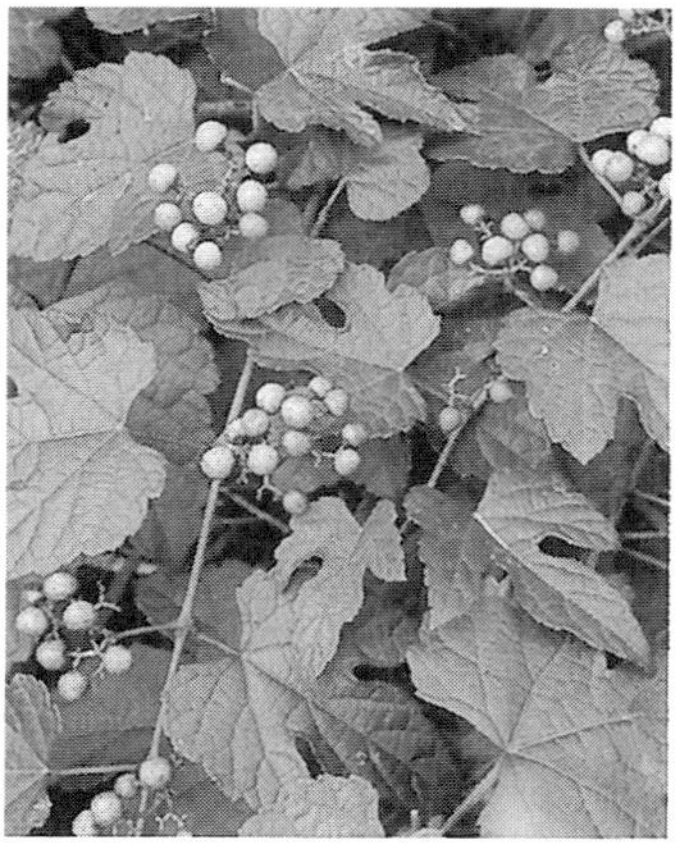

また、果実の中に昆虫が寄生して虫こぶになってしまうことが多いため、焼酎漬にする場合は、このような果実を避けて漬けこみます。

③茎の特徴

茎はつる状で、その表面は灰色がかった茶色の皮におおわれています。ヤマブドウに似ていますが、ヤマブドウは皮がむけているので見分けられます。

つるにはトゲはなく、各節ごとに巻きひげが出ています。

ウマブドウの見つけ方

ウマブドウを見つけよう

ウマブドウは昔から身近な薬草として親しまれ、民間療法に利用されてきたものです。最近では、野の植物を採取して役立てるということは、なかなか難しくなっているかもしれません。とくに都会に暮らしていると、身近な野草を使うという経験がない方も多いことでしょう。

しかし、自然の中には、私たちの生活や健康に役立ってくれる植物がたくさんあるものです。ウマブドウもそのひとつであり、ちょっと郊外に出れば、意外に簡単に見つかる野草でもあります。

ウマブドウの特徴、生えている場所などを知って、ぜひ採取してみてください。また、採取したものを自宅で栽培していくのもおすすめです。

似ている植物との見分け方

ウマブドウは野山で簡単に見つけることができ、自分の家での栽培も可能です。ただし、よく似た植物と間違えてしまう危険性もあるので、ご自分でウマブドウを探すときにはご注意ください。違った植物を誤用することは、体に害がある場合もあるので気をつけたいところです。

ウマブドウともっともよく似ていて間違えやすいのは、同じブドウ科のエビヅルという植物です。エビヅルも、山や野原で普通に見られる落葉性のつる性植物です。

エビヅルがウマブドウと違うところは、次の3点です。

①葉の下面が綿毛をかぶり灰白色または淡褐色をしている
②花は雌雄異株で、小さな黄緑色の花が集まった数センチの円すい状をしている
③果実は直径五～六ミリの黒色で、ぶどうのように房状にたれ下がっている

以上のポイントをよく見て、ウマブドウと間違えないようにチェックするとよいでしょう。

間違えやすい有毒植物

また、絶対に間違えないよう注意していただきたい植物に、ヨウシュヤマゴボウやヤマゴボウがあります。

これらは有毒植物で、根や果実を誤って食べると嘔吐や下痢を起こしたり、大量に摂取するとけいれんや呼吸まひなどを引き起こす危険があります。

ヨウシュヤマゴボウ、ヤマゴボウは荒れ地に多く見られ、房状の黒紫色の果実をつけます。葉は楕円形で広く（長さ一〇〜三〇センチ）、先がにぶくとがっています。

ウマブドウと大きく違うのは、つる性植物ではなく、一〜二メートルの太い直立した茎を持っていることです。この点でウマブドウとの違いは明らかですので、間違えないよう覚えておいてください。

「山野でよく見られる植物」ということだけで思い違いをして、ほかの植物を用いないよう十分に注意しましょう。

間違えやすい植物

● エビヅル

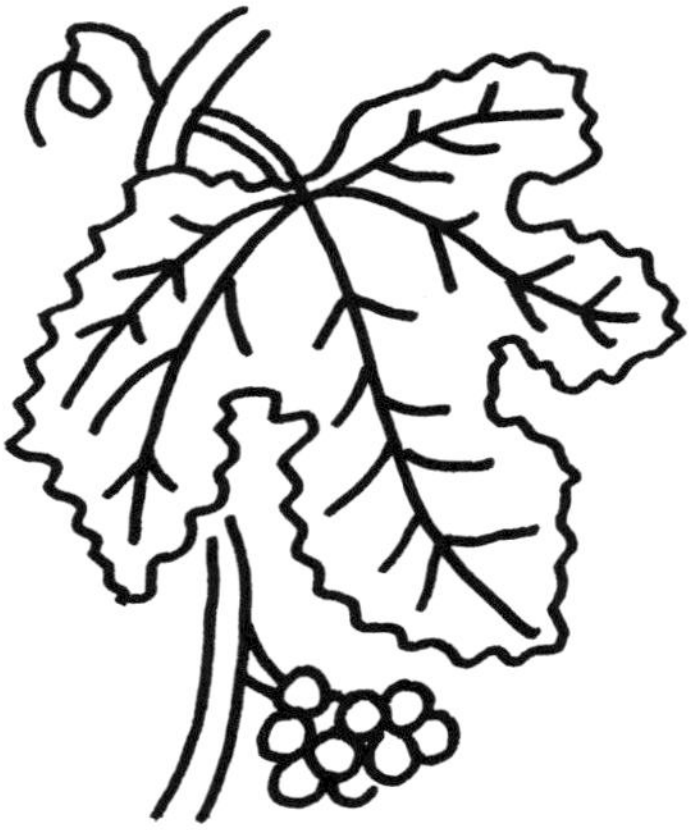

・葉の長さ4〜8cm。
・若枝も葉の下面も綿毛をかぶり灰白色。

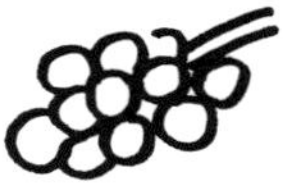

・果実は直径5〜6mmで黒色。房状にたれ下がる。

● ヤマブドウ

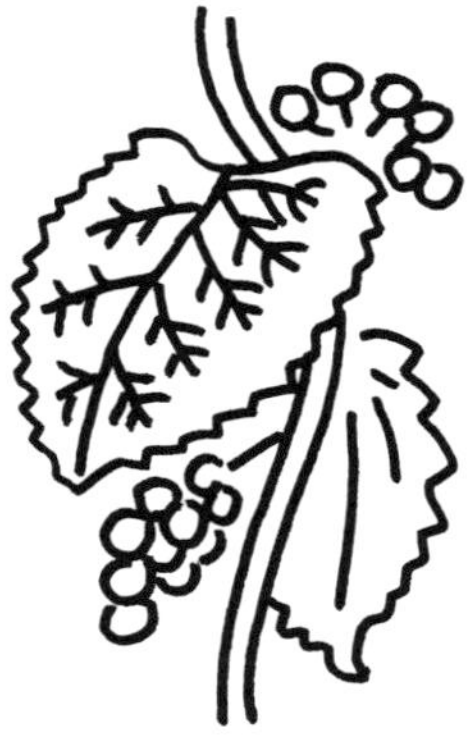

● ヨウシュヤマゴボウ

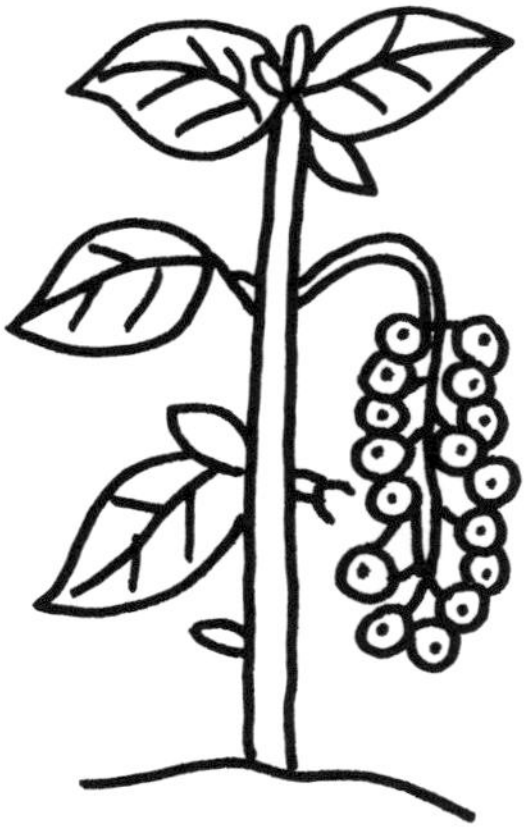

- 果実は黒紫色で房状。
- 葉は楕円形で長さ10〜30cm。
- 太い直立した茎。(1〜2m)
- つる性ではない。
- 根と果実に毒成分が多い。

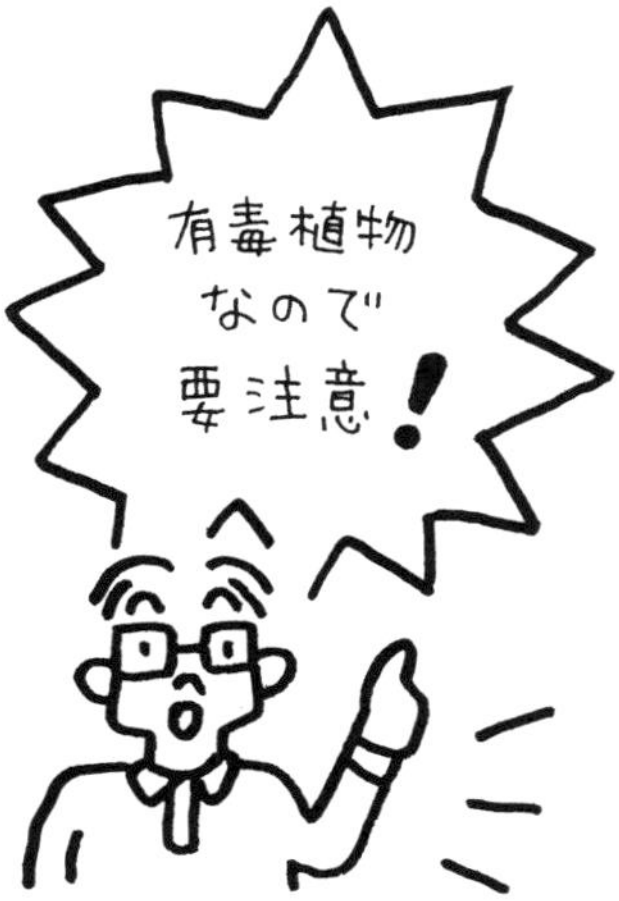

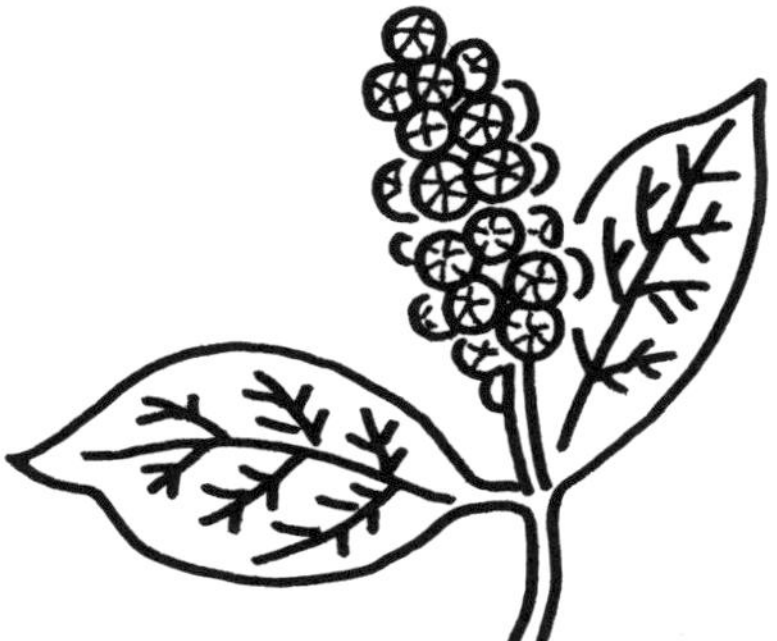

● ヤマゴボウ

ウマブドウの栽培の仕方

ウマブドウを自宅で栽培してみよう

ウマブドウはその実やつるを焼酎漬にしたり、お茶にして飲んだり、湿布薬にするなど、さまざまな使い道があります。家庭の常備薬として活躍してもらうには、自宅で栽培して活用するのがよいでしょう。

ウマブドウは生命力が強いので、採取してきたつるを土に挿して増やすことができます。

つるは二、三年ぐらい生育している、太さが箸ぐらいあるしっかりしたものを選びます。根だけでも残しておけばしっかりと育つので、また同じところで採取することができます。

土に挿して増やすと根がしっかりと張るので、場所があれば植木鉢ではなく、露地植えにするのがよいでしょう。

肥料を与えてハダニに注意する

ウマブドウは日当たりがよく、風通しのよい場所に植えて水やりを十分にするようにしましょう。

土は市販の培養土などを使い、堆肥、油カスなどの有機肥料をたっぷりと与えます。ウマブドウは肥沃な土地を好むので、肥料をやらないと野生のものほどには育たないようです。

植える時期は二月から三月、一〇月がよく、二年目からは剪定をすることも大事。実は二年目からつきます。

また、梅雨が明ける七月頃にはハダニがつくことがあるので、この頃に葉色があせるようなら要注意です。エカセン、ケルセンなどの殺ダニ剤を使って、ハダニを防ぐようにしましょう。

挿し木で増やす
ウマブドウの栽培法
（露地栽培）

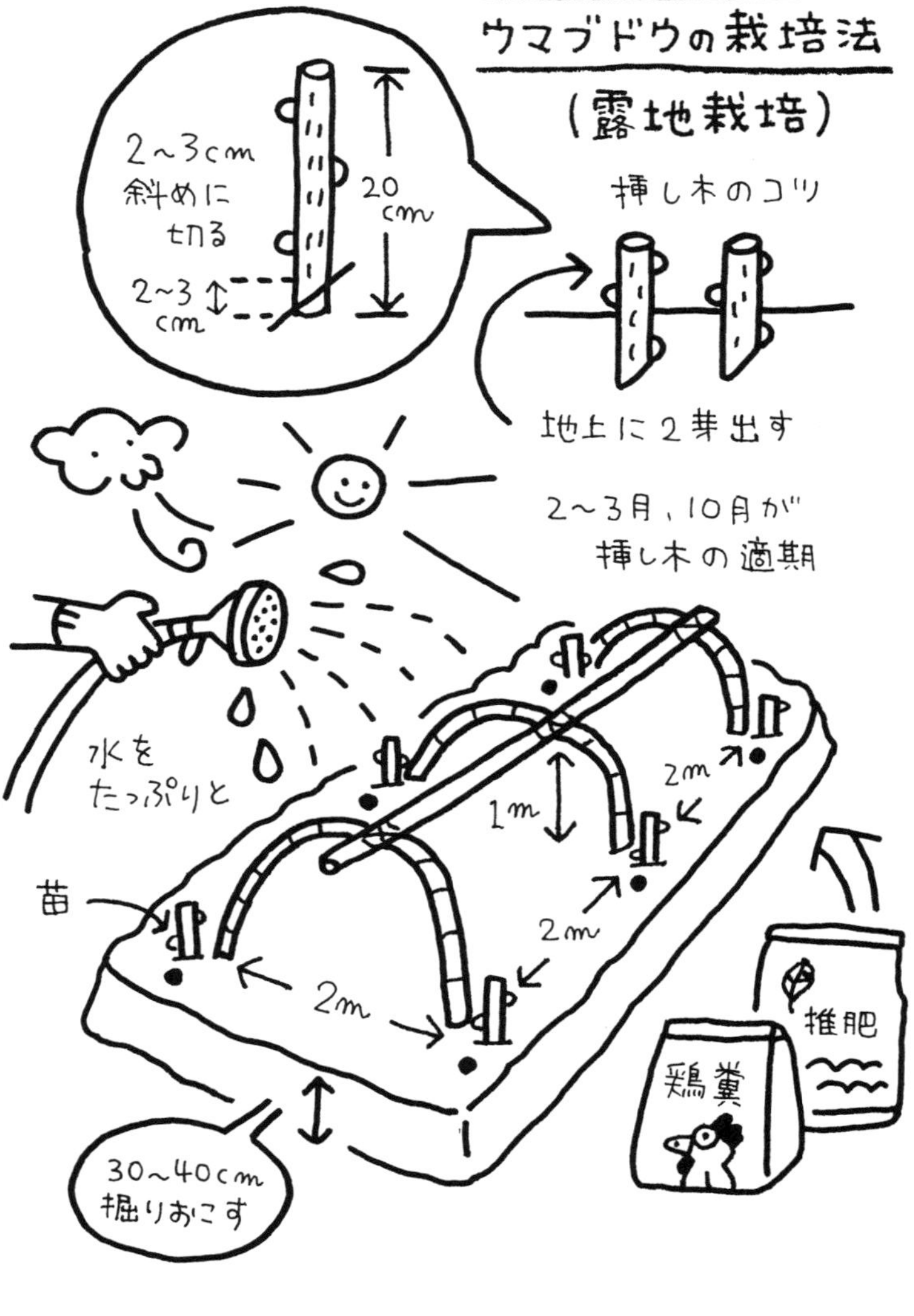

プランターでの栽培

①大きめのプランターまたは植木鉢に小砂利を敷く。

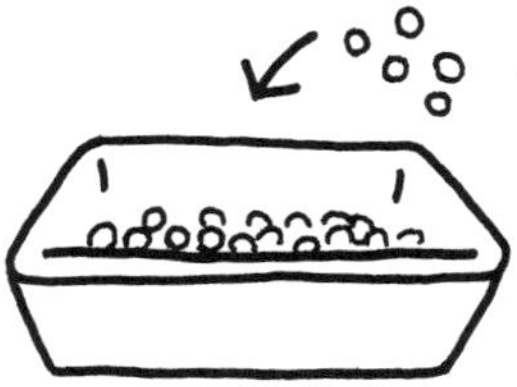

②市販の腐葉土と赤玉を同じ割合で混ぜ、7〜10cm平らに敷く。

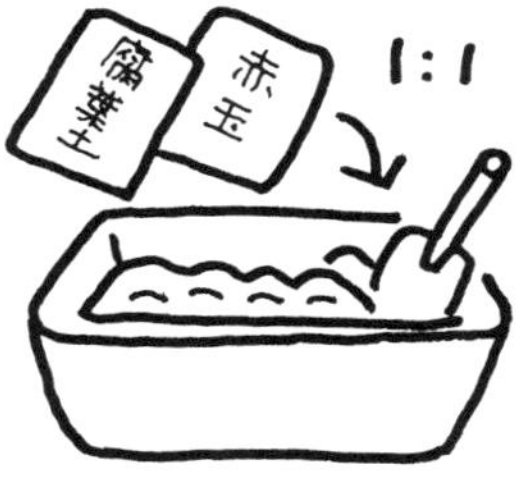

③苗の根元を約3cm土に挿す。1つのプランターに1〜3本が適当。

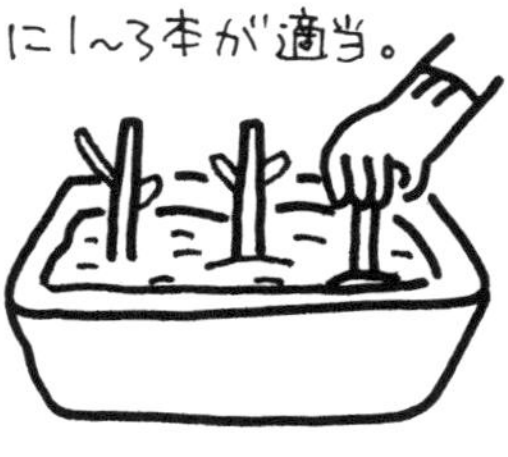

④さらに用土をかぶせる。プランターのふちまでくるよう十分に。

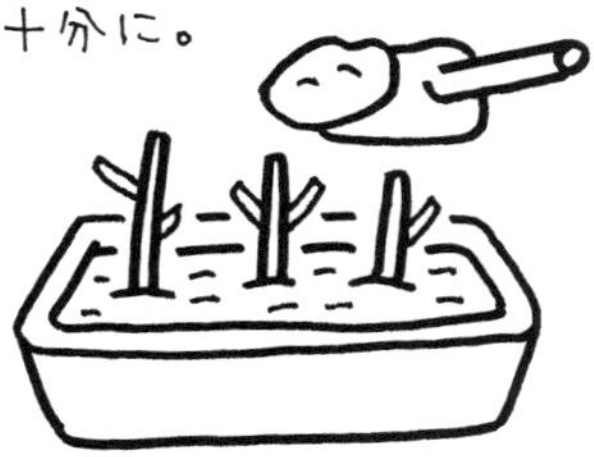

⑤表面が平らになるよう手で整える。根元の土は少し盛り上げておく。

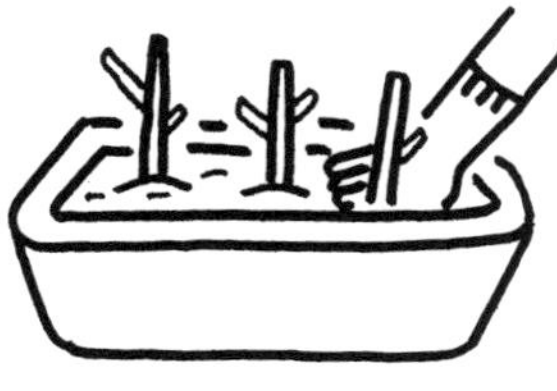

⑥水は1日2回、多めに与える。施肥は油カスなど。

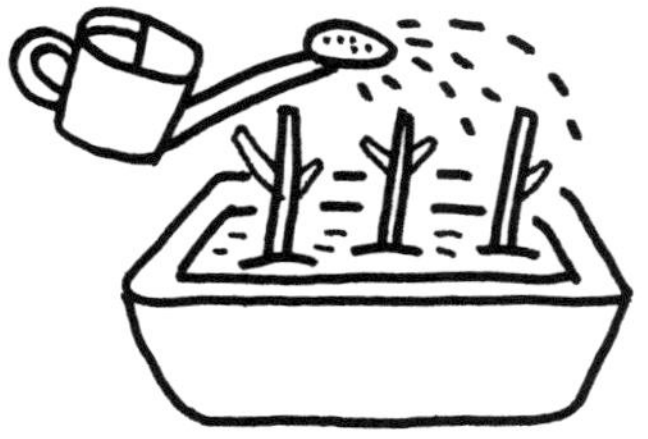

第3章
ウマブドウの実際的な活用法

ウマブドウはどんな症状に効くのか

使い方には内服・外用の二とおりがある

第一章に紹介した全国の方々の体験談から、ウマブドウには、飲んだり貼ったりといろいろな活用方法があることがおわかりいただけたかと思います。

この章では、体験談の中に出てくるウマブドウの焼酎漬、お茶、湿布などの作り方、使い方についてくわしく説明していきましょう。どれもたいへん手軽で、簡単にできるものばかりなので、ぜひ試してみてください。

ウマブドウの使い方には、大きく分けて内服と外用の二とおりがあります。

内臓疾患に対しては、おもに内服で用いて補助的に外用で用います。

神経痛、肩こり、かゆみなど、症状が体の外部にあらわれているものに対しては、主として外用で用いるようにします。

内服するには、次のような使い方があります。

①ウマブドウ焼酎漬
②ウマブドウきざみ
③ウマブドウ樹液
④ウマブドウ酢漬け
⑤ウマブドウ粉末
⑥ウマブドウ顆粒

外用にする場合は、次のような種類があります。それぞれの状態で患部に塗ったり、湿布薬として使うものです。

①ウマブドウ焼酎漬
②ウマブドウ酢漬け
③ウマブドウ樹液
④ウマブドウ粉末

また、これらの中から、いくつかの方法を併用して使うこともあります。

なぜ、内服と外用を両方使うのか

漢方の考え方では、体の内と外、両面から病気を治そうとします。

たとえば、肝臓病の場合で説明すると、慢性肝炎と診断されても、内服薬だけで治療するのではありません。鍼灸とか整体とか、体の外部からも刺激を与えて内と外の両方から体のバランスをとり、人間の自然治癒力を増強して病気を治療しようとするのです。

これは、人体を一個の有機体とするならば、肝臓が悪いからといって肝臓だけを治そうとするよりも、体全体から治すほうがよりよいのではないかという考え方があるからです。

ウマブドウに関しても同じことが考えられるため、内臓疾患であっても内服、外用の両方を用いたほうがいいとされています。

ウマブドウはどんなときに使う?

病気の症状が出たとき、まず私たちは、それが何の病気かを知りたいと思います。

それによって治療薬や治療方法が決定されるためです。これが物理療法や西洋医学では常識といえるでしょう。

けれども、ウマブドウは種々の効果が期待できる薬草ですから、いろいろな病気に対して応用ができます。ウマブドウは、ある特定の病気に効くというように、病名にこだわって使うものではないのです。

これは、病気に対する次のような考え方によるものです。

病気は種々の病因から起きます。ですが、表面に出ている症状は、体に蓄積された病因が体の表に対して出口を求めてあらわれてきたにすぎないのです。そのため、「肝炎と腎炎では、ウマブドウの使い方が変わる」というものではないということがいえます。

ですからウマブドウは、疲労回復や老化防止などを考えてふだんの健康維持のために使ってもいいですし、調子が悪いときに合わせて飲むようにしてもよいのです。

ウマブドウを健康に役立てている体験者の方からは、不整脈、肝臓病、リウマチ、関節炎、風邪、高血圧など、さまざまな症状によい変化があったという報告が数多く寄せられています。

ただし、ここで注意しなくてはならないのは、人間の個人差です。薬草とはいっても、その方の病気の軽重、ストレスの量、疲労度、薬草に対しての感受性などいろいろあるので、様子を見ながら使用することが大切です。

たとえば、軽い病気やかかってからまもない病気は早く治ることが多いでしょう。けれども、重い難病は治るまでに時間もかかります。こうした場合は、薬草のウマブドウだけに頼るべきではないでしょう。

ウマブドウだけで治療するという考えはやめて、物理療法や西洋医学的なチェックや食事療法などをあわせておこなうことが必要となります。

ウマブドウがさまざまな症状に対して効果が期待できることは事実ですが、薬草一種類で「何もかもよくなる」などとは思いこまないようにしてください。

ウマブドウはこんな症状によい

胃潰瘍・胃痛
食欲不振
肝臓病
アルコール性脂肪肝
慢性肝炎
肝硬変
ハゲ・白髪
ふけ・かゆみ
体力増強
風邪
のどの痛み
高血圧
口内炎
歯痛
糖尿病
ニキビ
頭痛
化膿止め
肩こり
腰痛
膝痛
ひじ痛
虫刺され
（ハチ・カ）
はれ・痛み
トゲ抜き
生理痛
やけど
不整脈
動悸・息切れ
むくみ
水虫
甲状腺肥大
しもやけ
アレルギー性疾患
花粉症・鼻炎・ぜんそく
打ち身
ねんざ
手足のしびれ

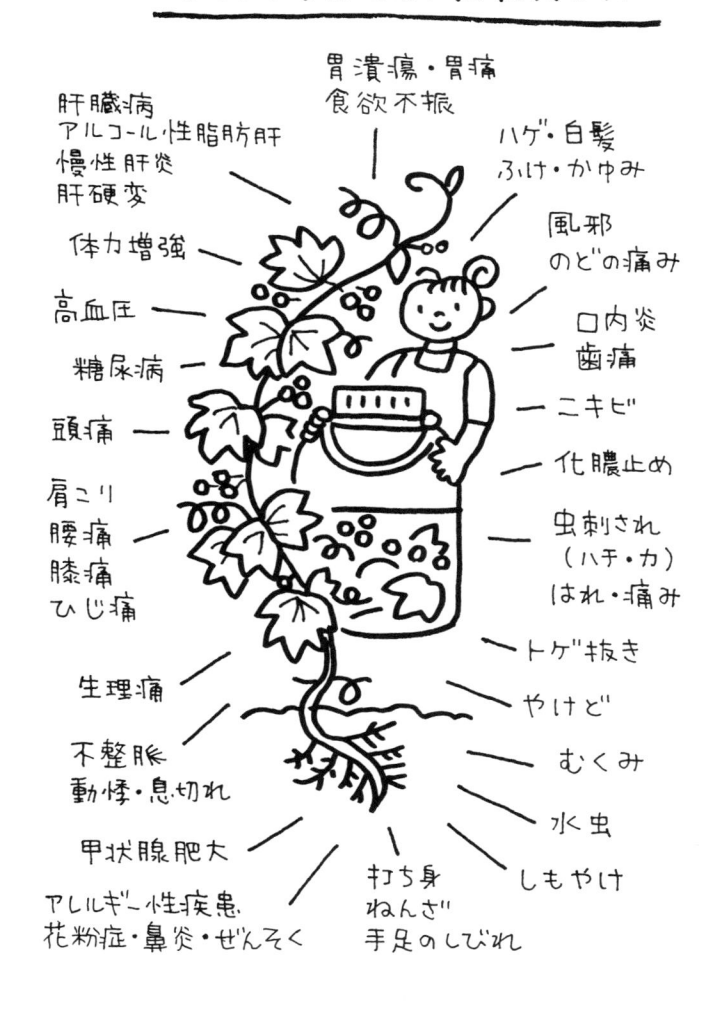

ウマブドウの焼酎漬を常備薬に

実を漬けこんで作る焼酎漬

ウマブドウの使い方でもっとも一般的なのが、この焼酎漬です。ウマブドウの果実を漬けこんで作り、漬けてから半年ほどで飲めるようになります。

実は夏から秋にかけて採取し、充実した堅いものを選びます。虫食いがないものを選んで使います。果実の季節しか作れないものですから、まとめてたくさん作り、常備するとよいでしょう。焼酎は、度数が二五度から三五度のものを用意します。アルコールに強くない人は二五度ぐらいのものを使って作るとよいでしょう。

【焼酎漬の作り方】

①実を房のまま水でよく洗い、水気をとります。

②焼酎一・八リットル（二五～三五度）に対し、ウマブドウ三〇〇～四〇〇グラム

（約三合）を広口の瓶八分目ぐらいに漬けます。砂糖、はちみつを入れないで、梅酒と同じように漬けます。

③三カ月ほど漬ければ使用できますが、半年以上おけば色も味もよくなります。長期保存には冷暗所を利用します。

焼酎漬の使い方

ウマブドウの焼酎漬は、漬けこんだ焼酎のほうを飲用に使います。これは一種の果実酒で、梅酒などと同じ感覚で飲めるもの。アルコール度数の高い焼酎に漬けこむことで、果実に含まれる有効な成分が抽出されるというわけです。

飲用法ですが、一度に飲む量は盃一杯（一〇～一五ミリリットル）程度。内臓疾患には一日二回、健康維持のためなら毎日就寝前あたりに一杯飲むようにします。

痛みをともなう症状（リウマチ、神経痛、痔、歯痛、骨折、やけどなど）には、焼酎漬をすりこむと効果が著しいようです。

飲用しながら患部に塗る外用を併用すれば、さらに早い効果が期待できるでしょう。

ウマブドウ焼酎漬の作り方

● 用意するもの

- 実、葉、つる、根を合計300〜400g
- 焼酎　1.8ℓ
- 広口瓶
  (1升瓶で
  代用してもよい)

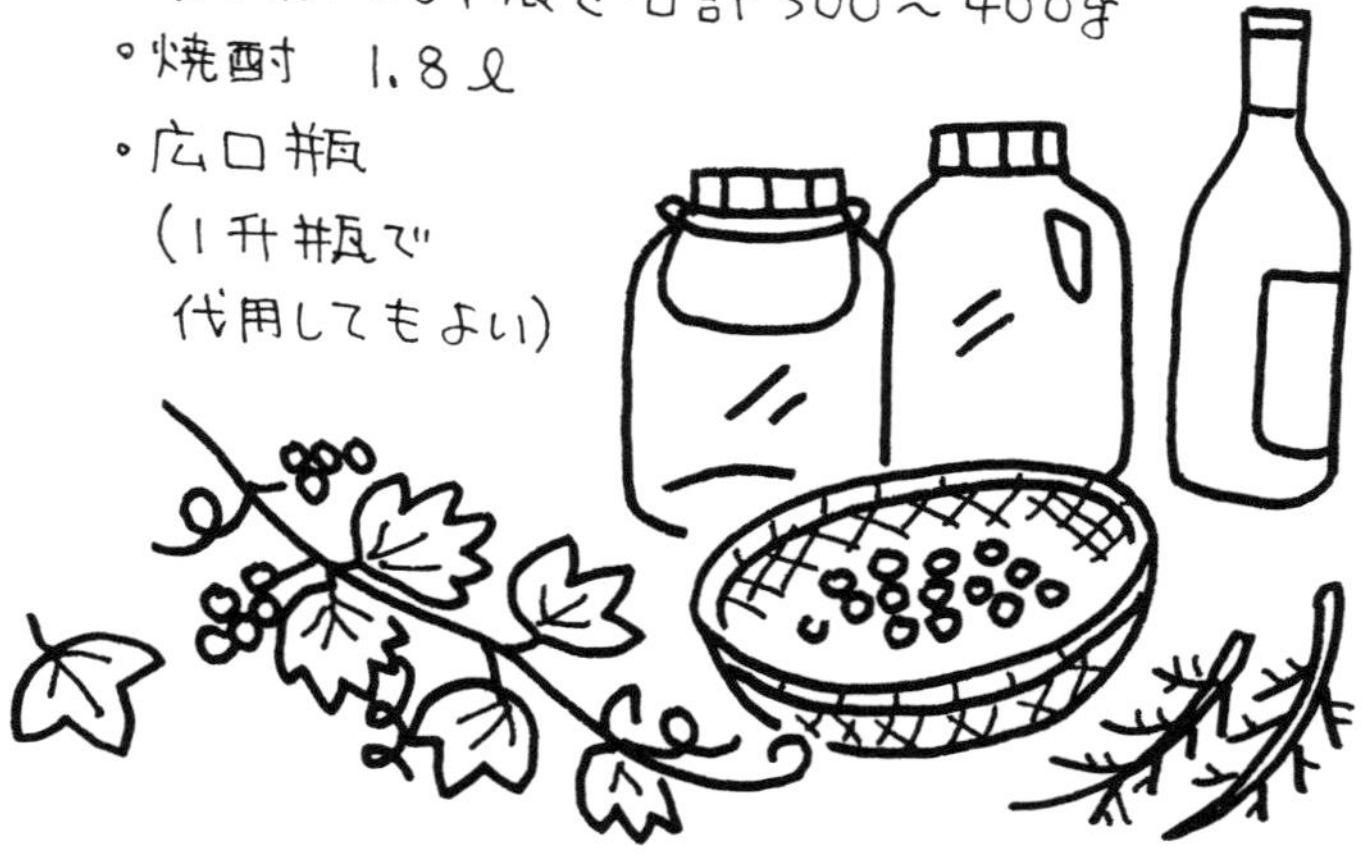

① 実は生のまま使用する。
水でよく洗ったものを、
ざるに上げて水切り
しておく。

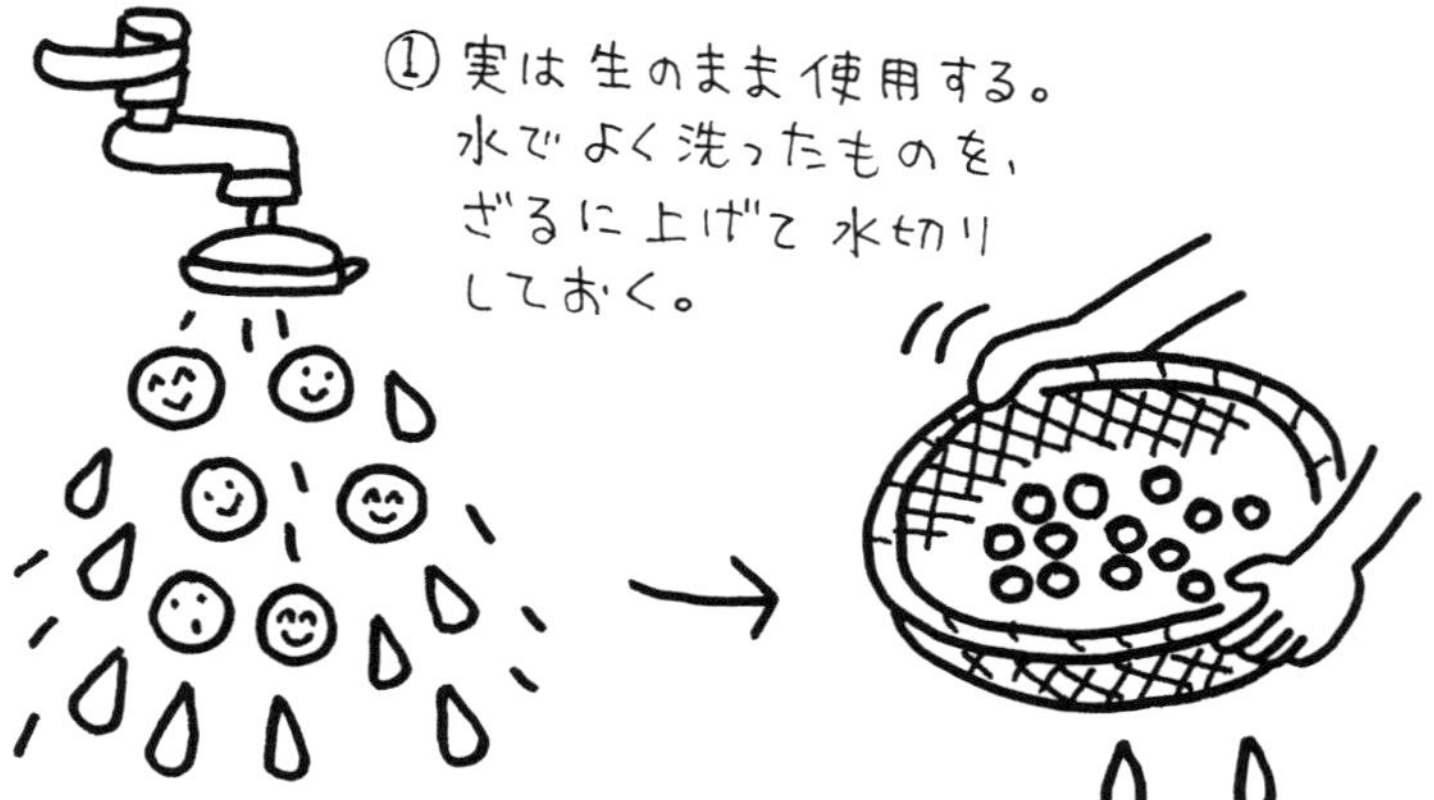

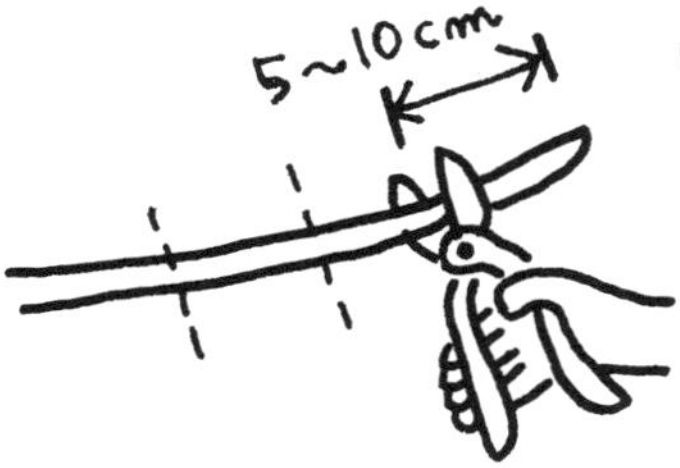

②葉、つる、根は生でも干したものでもよい。
それぞれを5～10cmの長さに切る。根の皮はむかずに使用する。

③広口瓶に、実、葉、つる、根を混ぜて入れ、その上から焼酎を注ぎこむ。
甘味料は特に加えなくともよい。

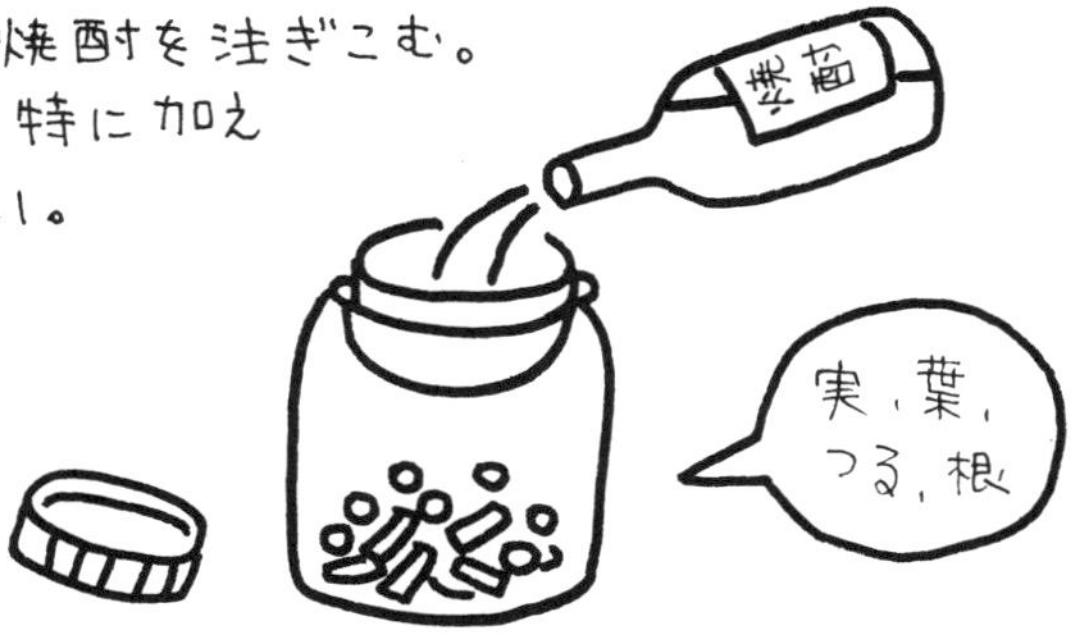

④きっちりふたをして冷暗所に保存する。半年で飲めるようになり、1～2年目からは特に効果が増す。

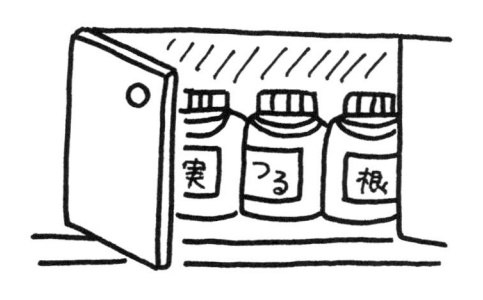

実、葉、つる、根を別々に漬け、飲むときに混ぜ合わせてもよい。
効用はみな同じ。
2～3年はそのままの状態で保存できる。

ふだんのお茶がわりに使えるウマブドウ茶

お酒が苦手な方にもおすすめ

アルコールがまったくダメという方には、焼酎漬が飲みづらいこともあるでしょう。そんな方には、葉やつる、根を煎じて作るウマブドウ茶をおすすめします。習慣的にお茶を飲むなら、ふだんから健康に気を使って選びたいものですね。

ウマブドウ茶は、生の葉やつる、根から作る方法（118ページ参照）と、葉やつる、根を乾燥させてから作る方法（120ページ参照）とがあります。生の葉やつるなどで一日分ずつ作ってもいいですし、乾燥させたウマブドウ茶を作っておいて、飲むたびにお茶を入れてもいいでしょう。

乾燥させるウマブドウ茶は保存がきくので、厚手の紙袋などに入れて冷蔵庫や乾燥したところで保存すると便利です。当座使う分は缶や茶筒などに入れ、湿気を避けて保存します。

ウマブドウ茶の飲み方

ウマブドウ茶は、ふだんのお茶がわりに飲んでもいいものです。

生のウマブドウで作る場合は一日分、約三六〇ミリリットルを作り、朝昼晩の三回に分けて食前に飲むようにします。乾燥茶は番茶を入れるのと同じように、熱湯で三分ほど煮出します。

不整脈に効くつるの煎じ茶

ウマブドウ茶は、つるだけを煎じて作るやり方（117ページ参照）もあります。つるを一・五センチに切りきざみ、よく乾燥させてから煎じます。

ウマブドウだけでもよいのですが、これにドクダミを加える飲み方をされている方もいます。乾燥させたドクダミを一〜二センチにきざんで、ウマブドウ五に対しドクダミ三ぐらいの割合で混ぜてお茶にするとよいでしょう。

味の好みは人それぞれですので、抹茶などを足して飲みやすくするのもよいのではないでしょうか。

このウマブドウ茶が、不整脈に効いたという方も多く見られます。

不整脈には、ひと握りぐらいのウマブドウ茶（生でも乾燥茶でもよい）をガーゼなどの袋に入れ、土瓶で煎じて飲むのがいいようです。

水は一～一・五リットルぐらいたっぷりと入れ、およそ半分になるまで煮詰めたらまた水を入れていっぱいにし、さらに半分ぐらいになるまで煮詰めます。煮詰めたお茶は、冷蔵庫で保存するようにします。

つる（幹）を煎じる

①つるを1.5cmぐらいに
切りきざむ。

②よく乾燥させる。

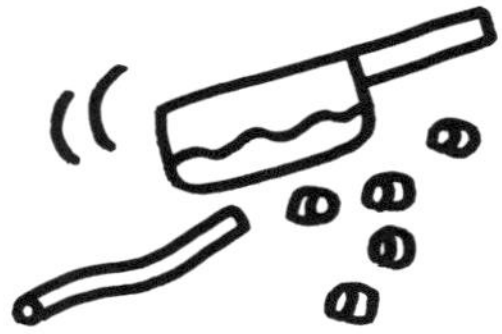

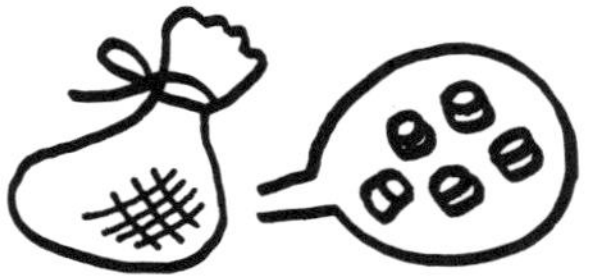

③ガーゼかさらしの袋に
入れて、土瓶の
口いっぱいを半分に
なるまで煮詰める。

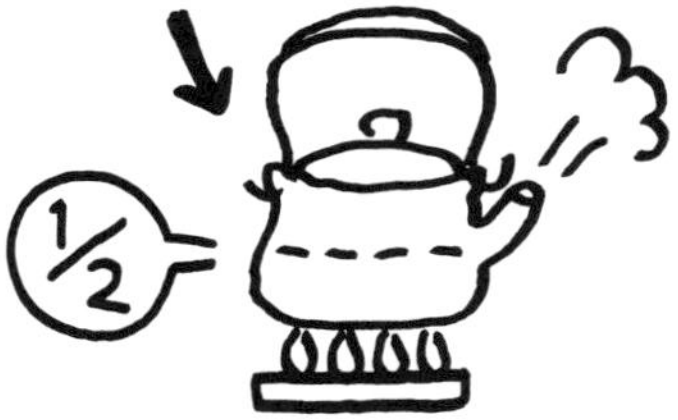

④もう一度、水をいっぱいにして、
また半分になるまで煮詰める。
これを2〜3回
くり返す。

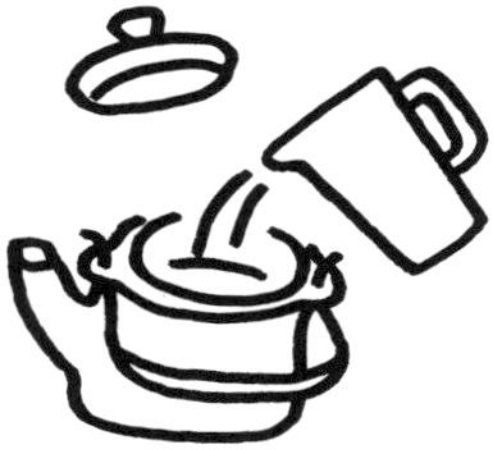

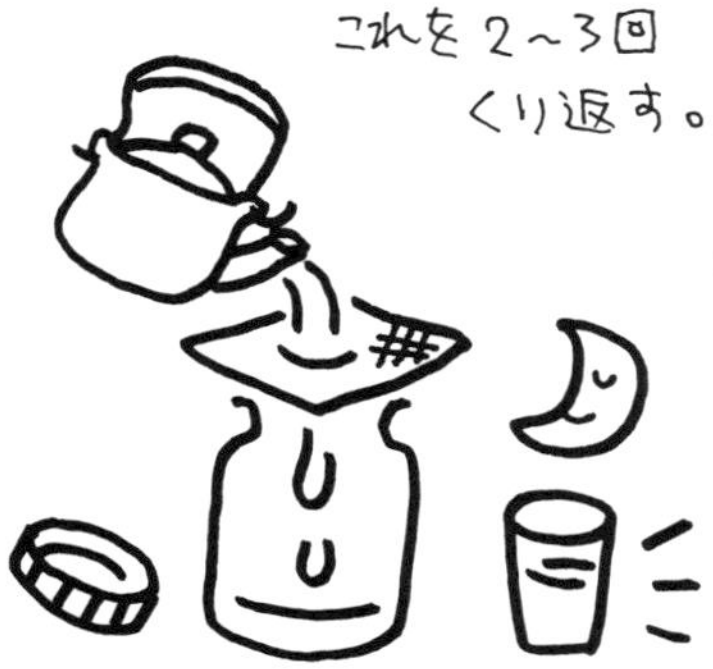

⑤布でこして瓶に入れ、
冷蔵庫で保存。
毎日寝る前に
コップ1杯飲む。

生のウマブドウ茶の作り方

● 用意するもの

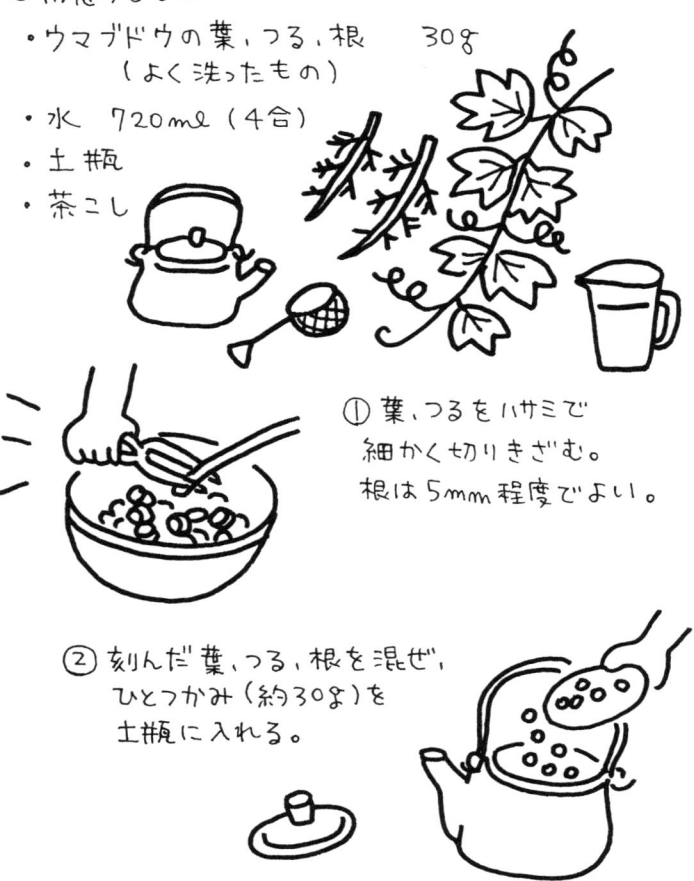

・ウマブドウの葉、つる、根　30g
　（よく洗ったもの）

・水　720ml（4合）

・土瓶

・茶こし

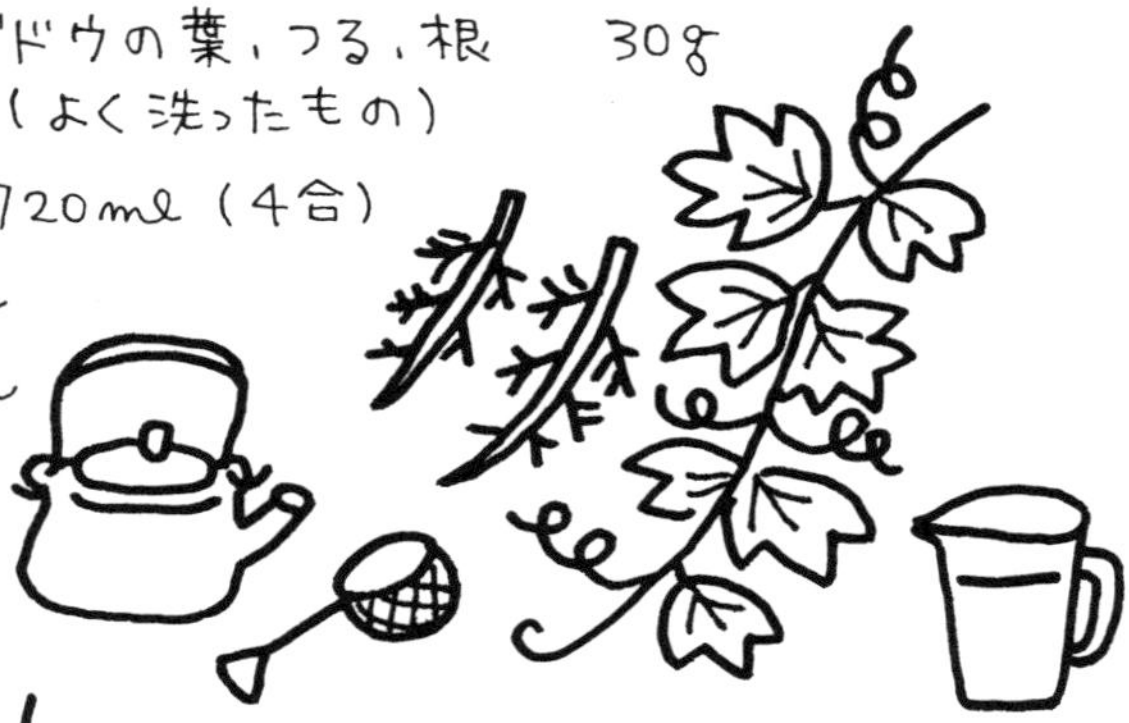

① 葉、つるをハサミで
細かく切りきざむ。
根は5mm程度でよい。

② 刻んだ葉、つる、根を混ぜ、
ひとつかみ（約30g）を
土瓶に入れる。

③②の土瓶に、水720ml加えて火にかける。
ふたはしなくてもよい。弱火で約30分、
水が半量になるまで煎じる。
鉄瓶より土瓶のほうがよい。

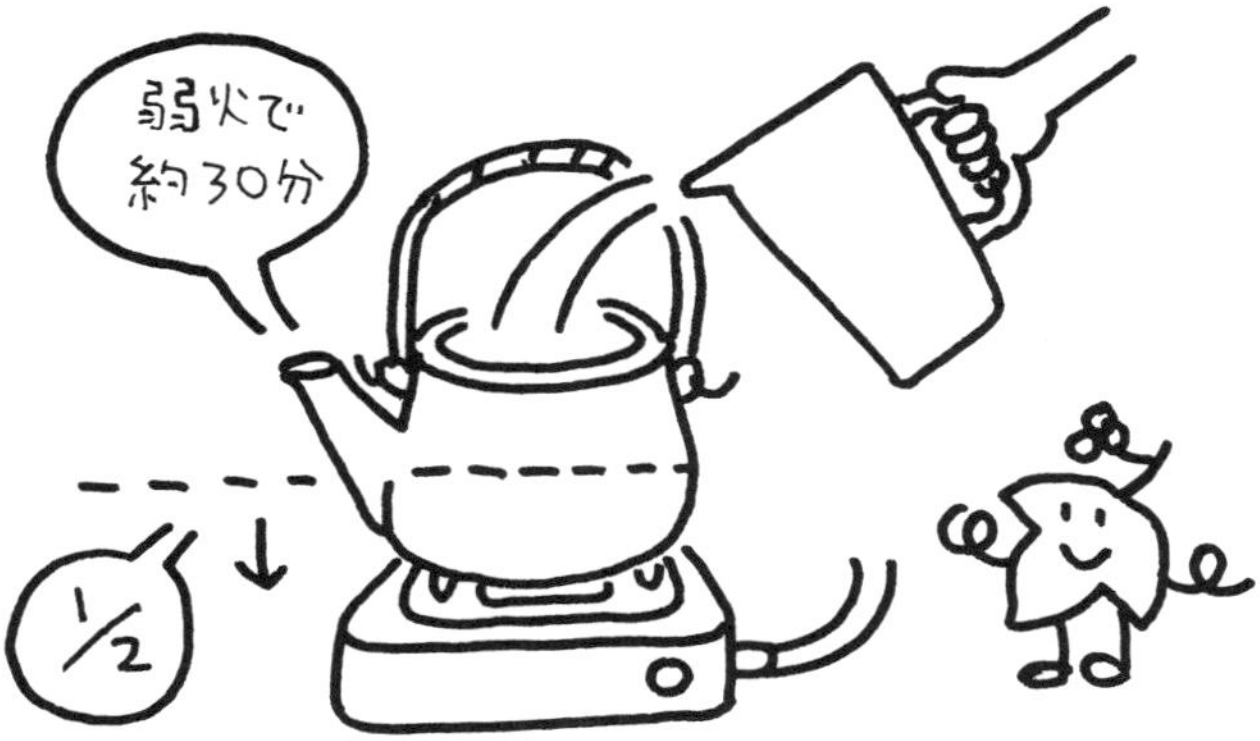

④茶こしでこし、3回分に分け
(1回120ml)、朝昼晩の
食前に飲む。

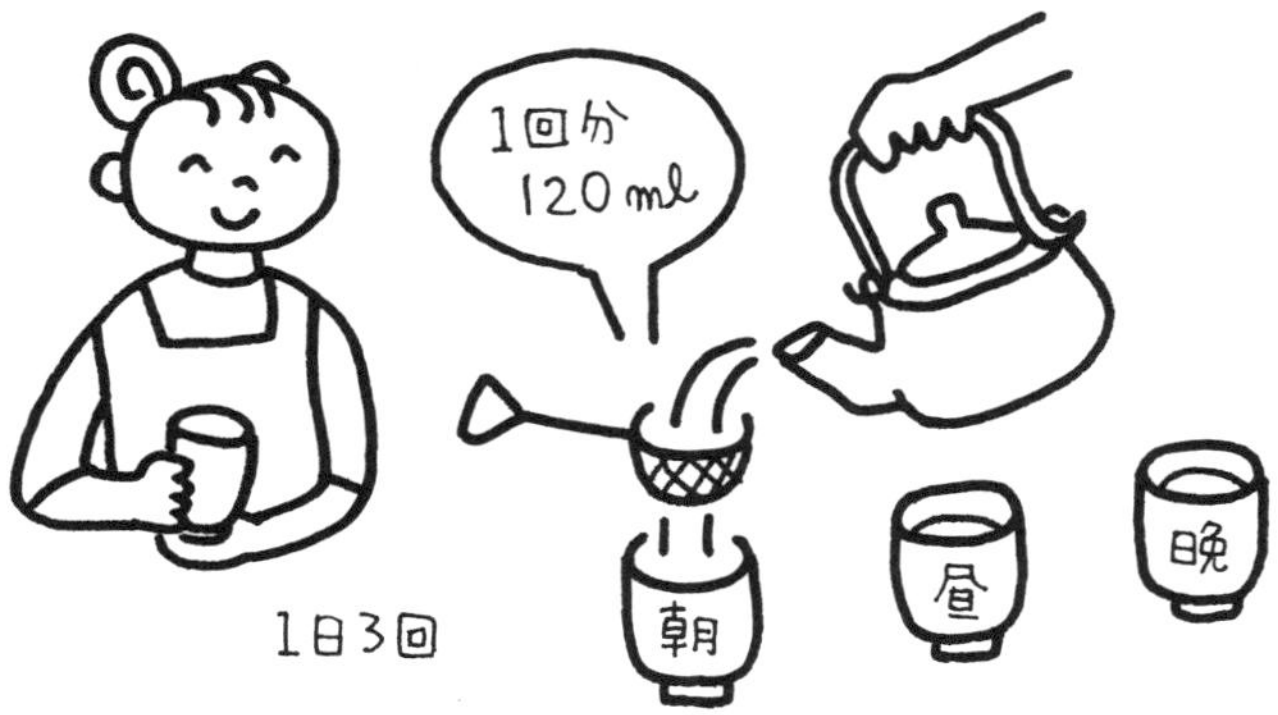

ウマブドウ乾燥茶の作り方

●用意するもの
◦ウマブドウの葉，つる，根
（よく洗ったもの）

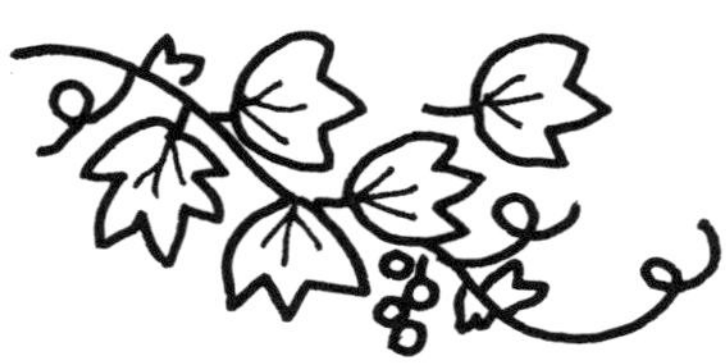

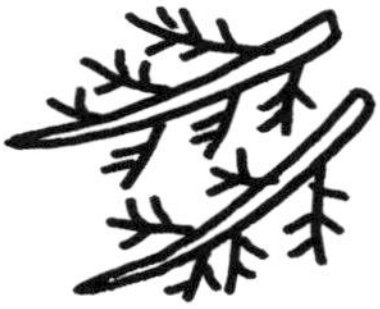

① よく水洗いしたウマブドウの葉，つる，根をザルなどで十分に水切りする。

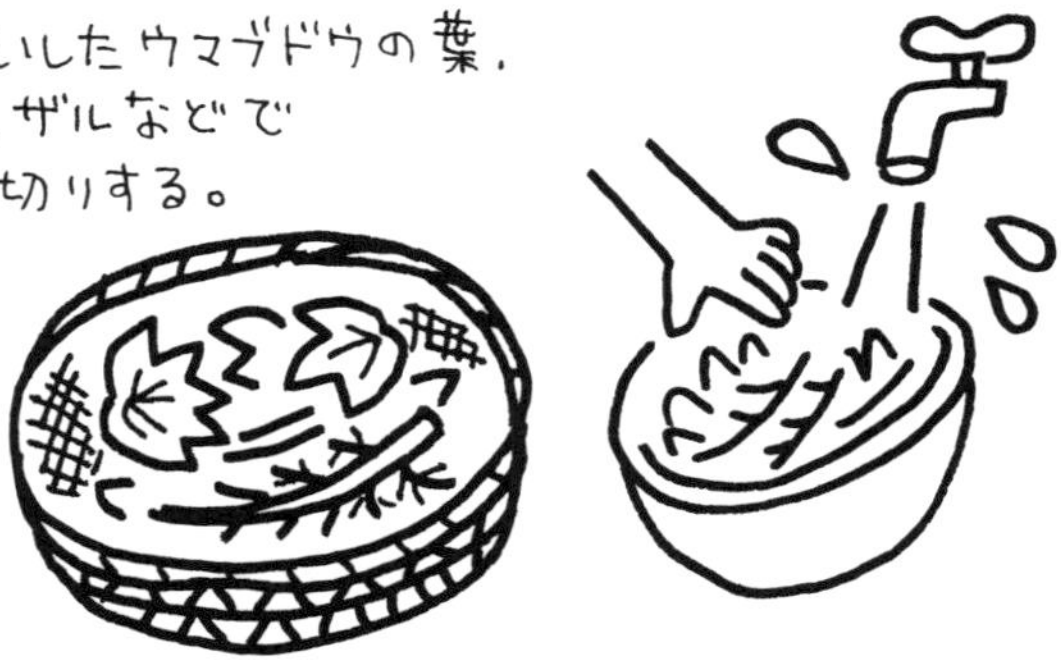

② 5mmくらいの長さに細かく刻む。

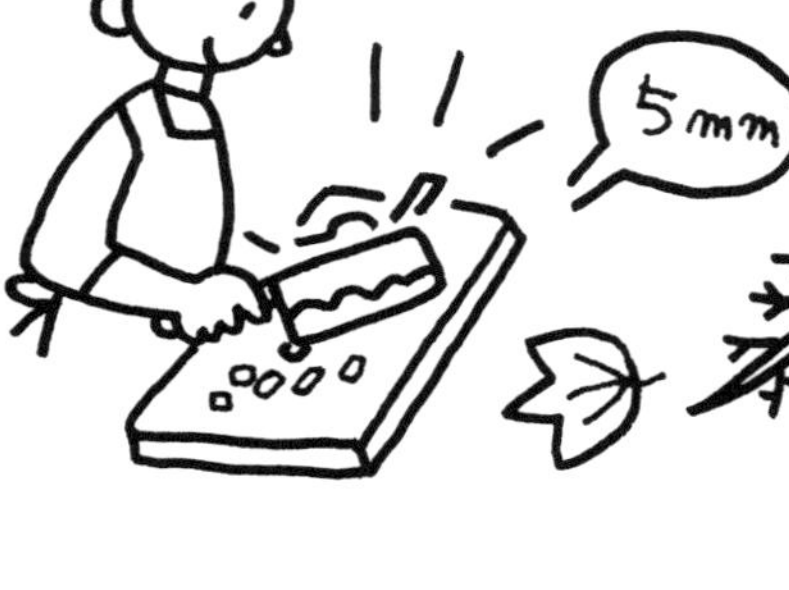

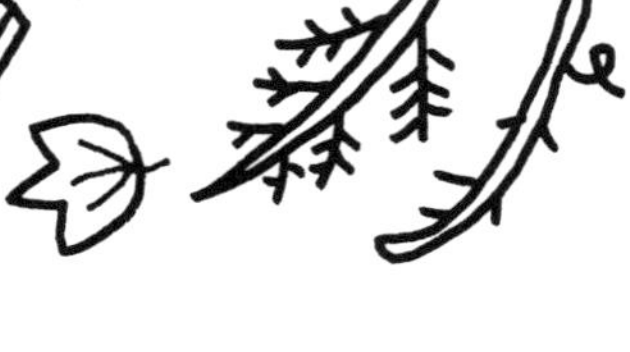

③日当たりと風通しのよい所で
新聞紙の上に広げ
天日干しする。

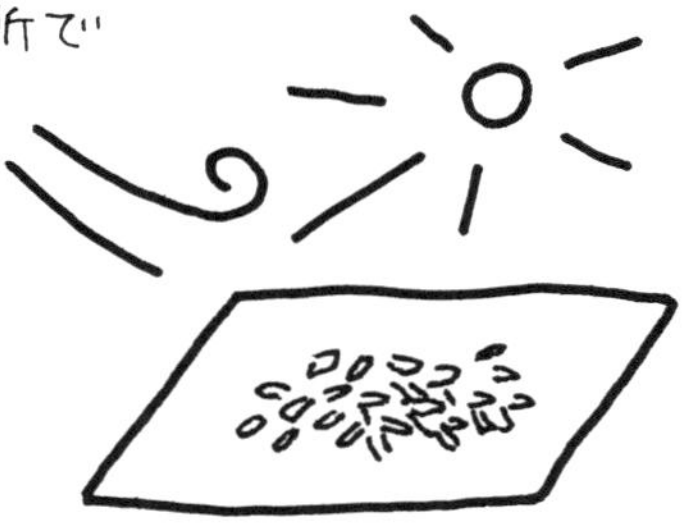

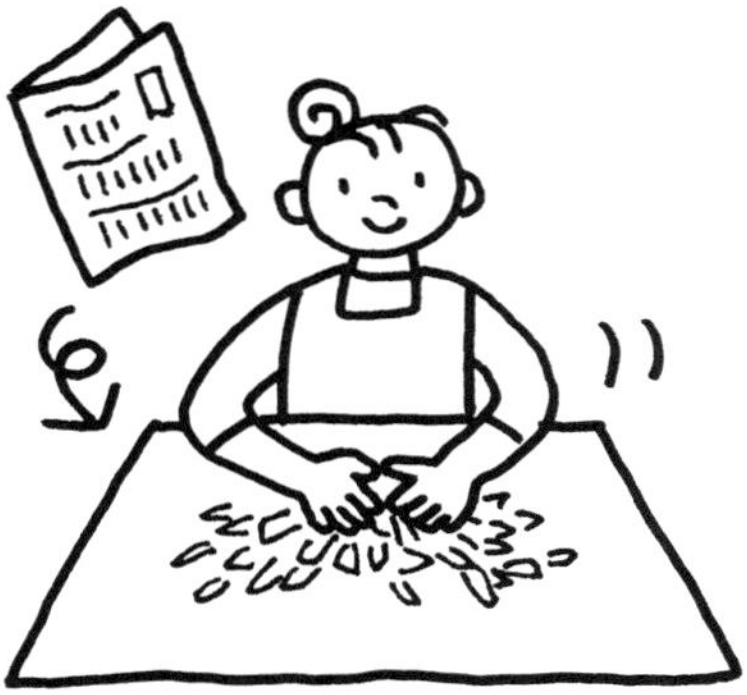

④よくかき混ぜて
しっかり乾燥させる。
新聞紙が湿ったら
とりかえる。

⑤十分に乾燥したら
厚手の紙袋に入れ、
冷蔵庫で保存する。
当座使うものは
茶筒などに入れて。

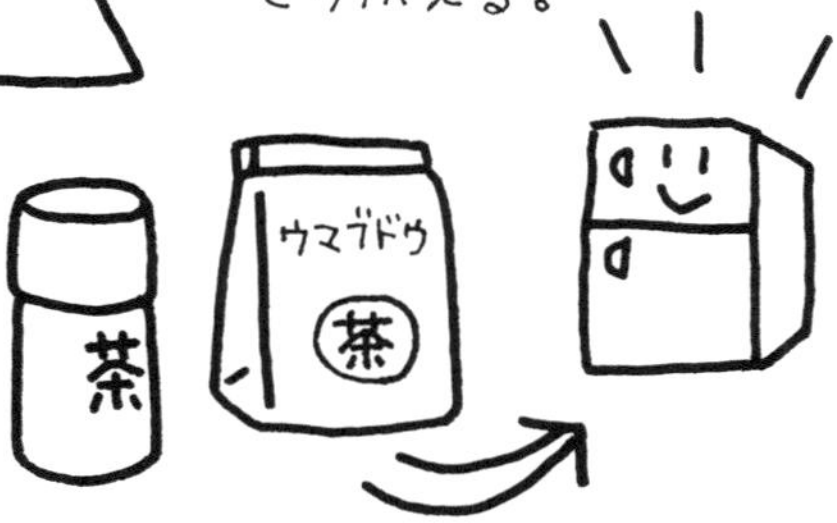

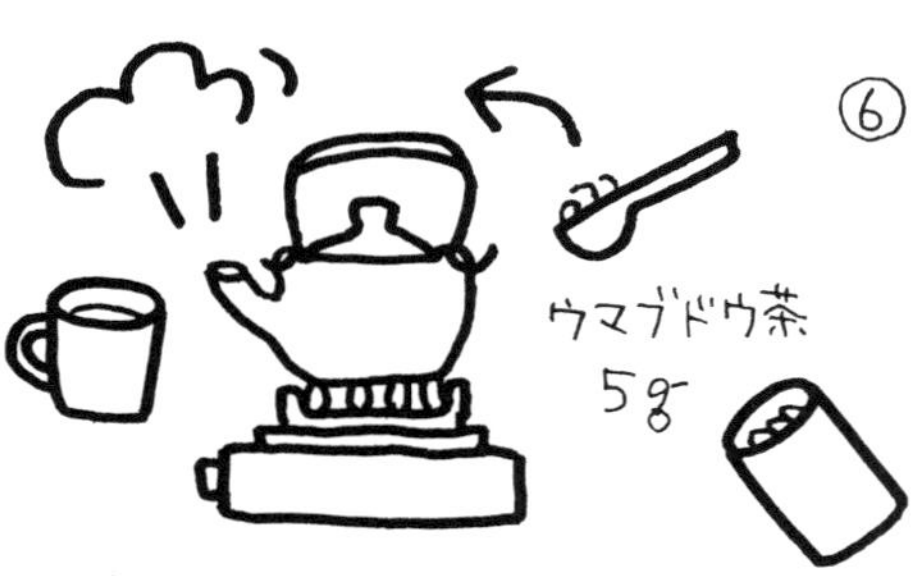

⑥飲むときは
ウマブドウ茶5gを
熱湯1ℓで2~3分
煮出す。

外用に使うウマブドウ

実の酢漬けで作る湿布薬

ウマブドウは外用としてもいろいろな使い方ができます。

外用としての代表的な使い方は、肌に直接つける湿布です。実を漬けこんで作る方法、すってドロドロにして塗る方法があるので、使いやすいように活用してください。

実を漬けこむ方法としては、焼酎漬もよいのですが、酢漬けにして湿布にするのもおすすめです。

作り方は簡単。酢一・八リットルに対して、ウマブドウの実を三〜四合ほど漬けこんでおくだけです。その酢を布などにしみこませて湿布に使います。

この湿布は、神経痛や打撲症によいようです。打ち身であざのようになってしまったところに塗って、きれいに治ったという方もいます。

ウマブドウ湿布の作り方

昔の人は野山で虫に刺されたり、切り傷を作ったりしたときに、生活の知恵としてよく効く薬草を知っていたのでしょう。草をとって湿布するなどという手当ては、よくおこなわれていたようです。

ウマブドウは虫刺されや傷はもちろん、打ち身やねんざの痛みや腫れがひどいときなどにも抜群の効果を発揮します。

焼酎漬を塗るだけでもいいようですが、患部に、より有効に当てて治療していくためには湿布にするのがおすすめです。

ウマブドウのつるに、小麦粉、酢などを加えてよくすりつぶしてねり、布に塗りつけて湿布薬にすると便利です。患部に貼って絆創膏でとめ、乾いたら貼りかえるようにします。

皮膚が弱いと、薬草を塗ってもかぶれてしまうということもあります。皮膚が弱くてかぶれやすいという人は、ごま油を塗ってから湿布をするとかぶれにくくなります。

突き目の治療

昔から使われているのが、突き目の治療です。山に入って植物などで目を突いてしまったときに、ウマブドウの樹液が有効なのです。

生のつるの節間を約七センチぐらいにナイフで切り、一方を口にくわえて強く吹くと樹液が出るので、それを傷めた目に一、二滴落とします。相当重い突き目でもよく効きます。寒中でも樹液は出ます。

腫れ物は根で治療

ムカデに刺されたとき、やけどをしたときに、実をそのままつぶしてつけたら痛みや腫れが引いたという体験もあります。

『漢方と民間薬百科』（主婦の友社）には、腫れ物には「生のまま根を突き砕いて泥状とし患部につけると効果がある」とあります。

また『宮城県の薬草』（宝文堂）には、「うちみ、捻挫、腫れもの、リュウマチ、神経痛、関節痛、虫垂炎に、果実をビンに入れつぶして腐らせたものまたは生の当年生の蔓をすりつぶして、小麦粉と酢で練って布か紙に伸ばし患部に貼るとよい」「ひょうそに、乾燥した根五十グラムをコップ二杯の水で半量になるまで煎じ患部に温湿布をし、三時間毎に取り替えるとよい」とあります。

ウマブドウ粉末や顆粒の利用

野生のウマブドウが手に入れば、焼酎漬やお茶などは簡単に作れますし、栽培して継続的に使うこともできます。

けれどもなかなかウマブドウを採取したり、自宅で栽培できないという方もいらっしゃるでしょう。ウマブドウの粉末や顆粒を市販していますので、自分で用意できないときは、ぜひ利用してください。

焼酎漬やお茶とあわせて、粉末を併用してもよいでしょう。

ウマブドウ湿布の作り方

●用意するもの

・ウマブドウのつる（よく洗ったもの）
・小麦粉
・酢
・すり鉢
・すりこ木
・おろし金

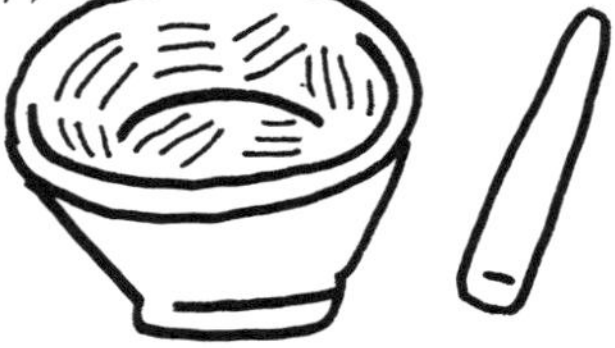

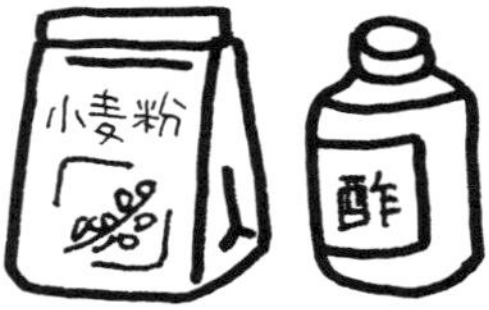

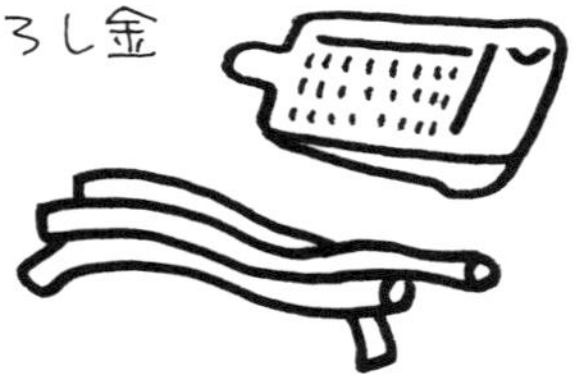

①つるをおろし金でおろす。量は湿布の大きさによって異なる。

②おろしたつるをすり鉢に入れ、泥状になるまですりつぶす。

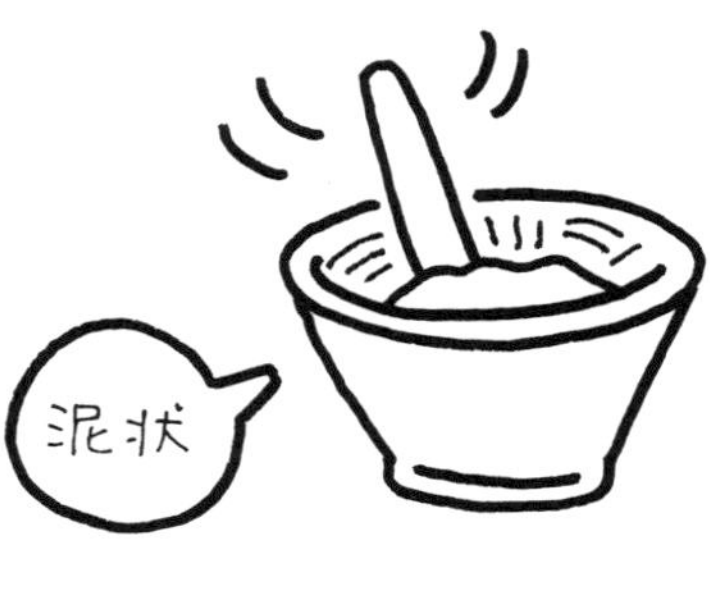

③すりつぶしたつると
同量の小麦粉を加え、
混ぜ合わせる。

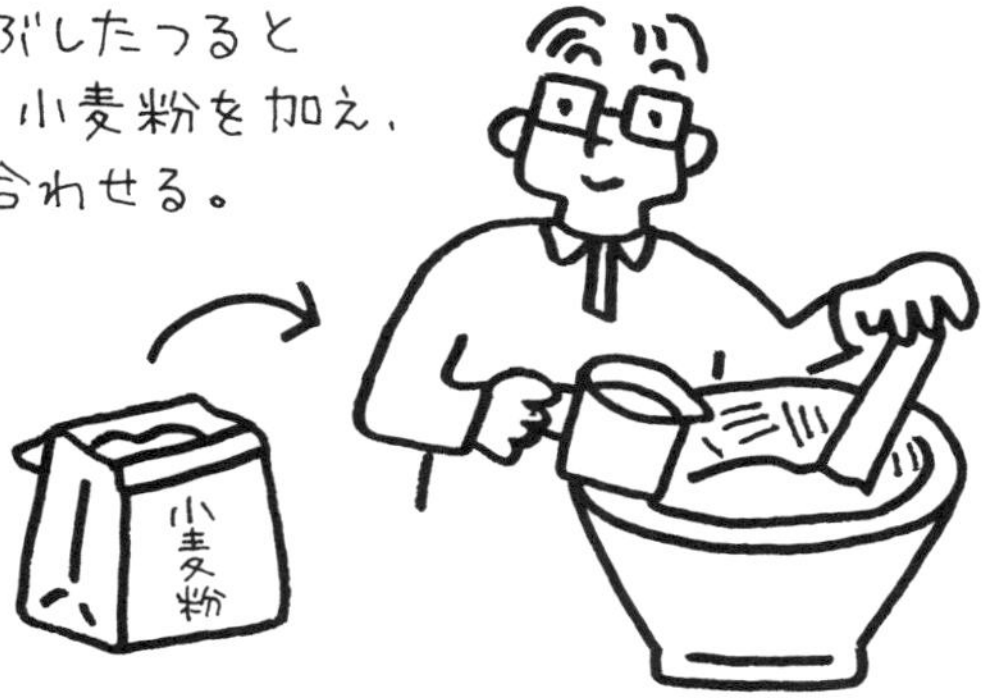

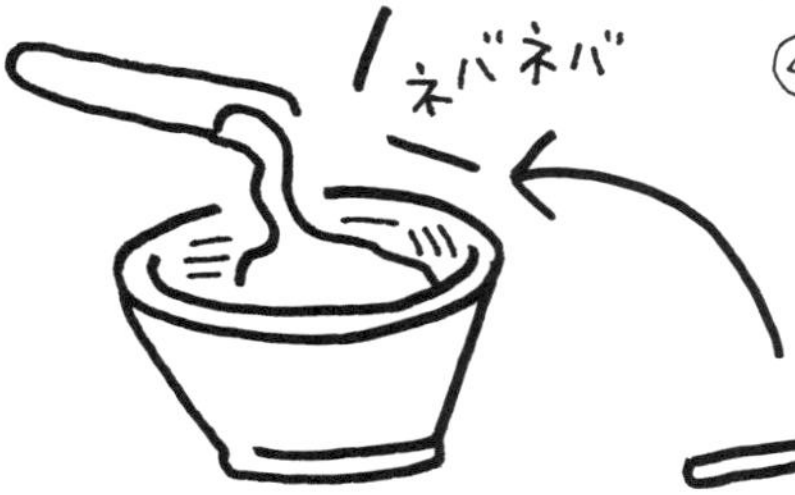

④少量の酢を加え、
ねばりが出るまで
よく混ぜる。

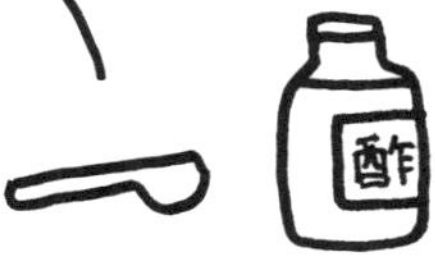

⑤油紙の上に、適当な大きさに
切った布（ネルなど）を敷き、
④をあける。スプーンで均等に
のばし、患部に当て
絆創膏でとめる。
乾いたら貼りかえる。

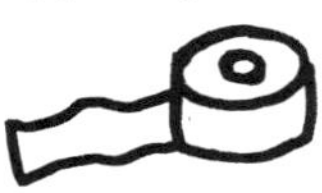

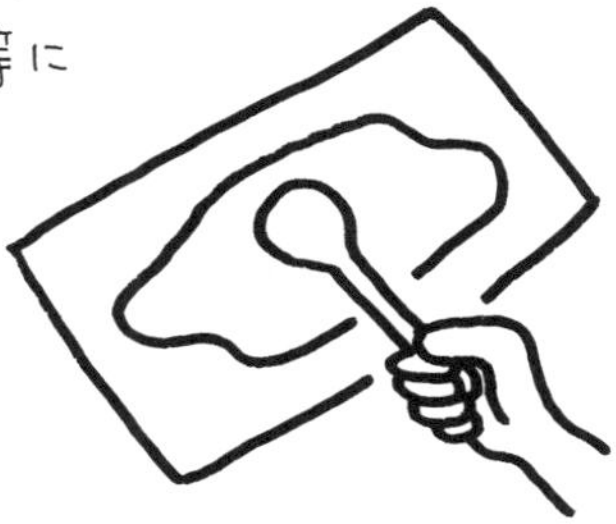

突き目には

①つるを7cm
くらいに切る。

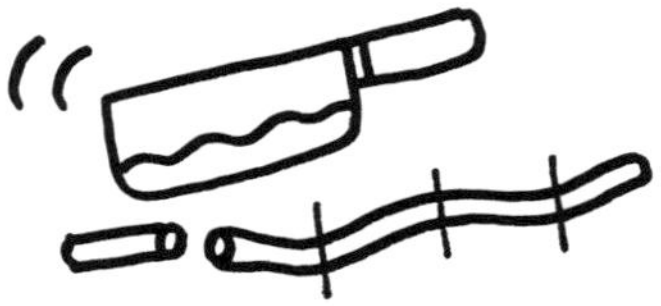

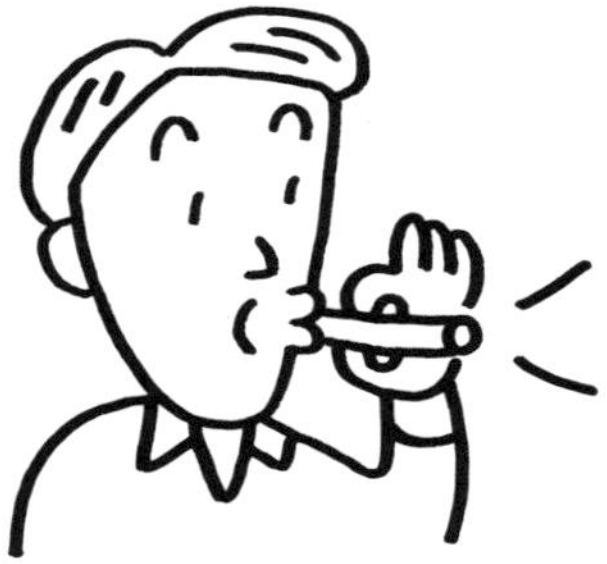

②一方を吹くと
樹液が出る。

③傷めた目に
1〜2滴落とす。

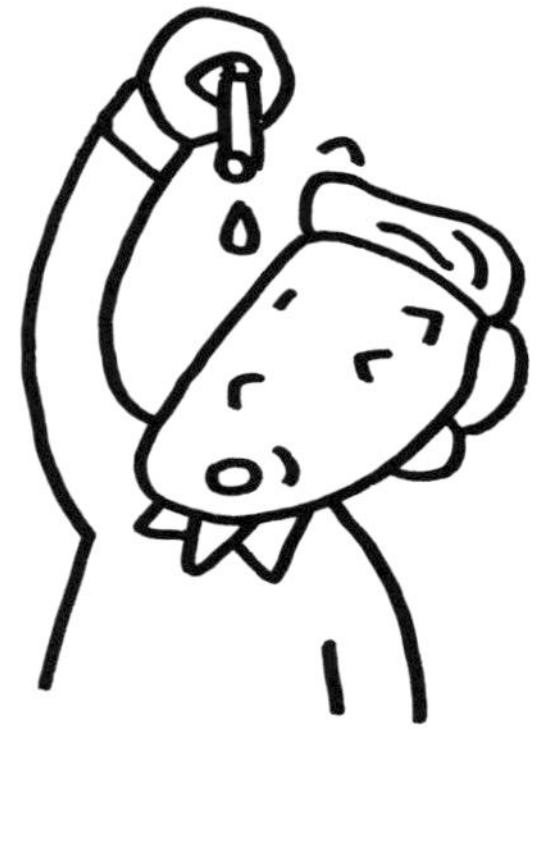

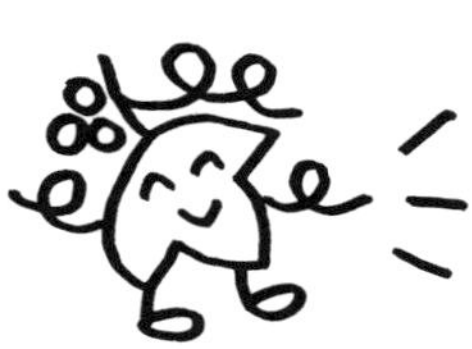

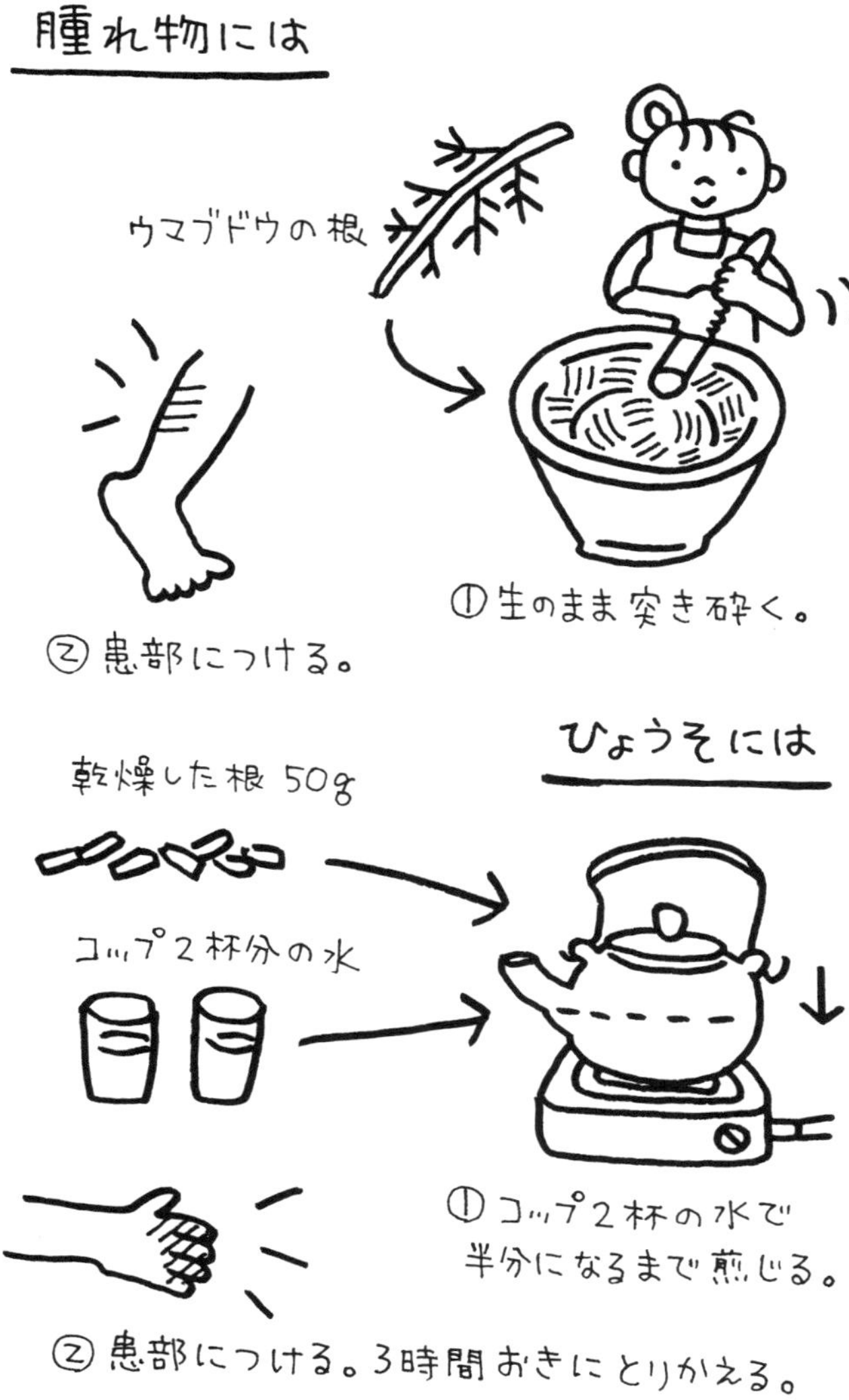
腫れ物には
ウマブドウの根
①生のまま突き砕く。
②患部につける。
ひょうそには
乾燥した根 50g
コップ2杯分の水
①コップ2杯の水で
半分になるまで煎じる。
②患部につける。3時間おきにとりかえる。

ウマブドウを使った入浴法

ウマブドウの足湯と入浴

入浴は一日の汚れと疲れをとり、体を休めるのに最適です。さらに、入浴法次第では、疲労回復だけでなく積極的に健康増進に役立てることもできるのです。

ここでは、毎日の入浴にウマブドウを効果的にとり入れる方法を紹介しましょう。

ウマブドウの焼酎漬は、飲まずに外用として使うこともできるということは、これまで説明したとおりです。

私が以前、休みを利用して仲間とともに福島県、岩手県、秋田県、新潟県、栃木県でウマブドウの採集をしていた頃のことです。

家に帰り風呂から上がって、ウマブドウの焼酎漬を足の先から頭部まで全身に塗ってみたところ、非常に気持ちがよくて、腰の疲れや肩のこり、腕や手の筋肉の疲れに、非常によい効果があることがわかりました。

また、林業がさかんな那須の黒羽町を中心とした地方では、大根おろしを湿布に使っていたそうです。真夏の山仕事は暑さのため非常に体力が消耗します。夕方仕事を終えて帰り、風呂から上がったほてる体に、大根おろしを背中に湿布し疲労回復をはかったのです。

余談ではありますが、私の弟が発熱して解熱剤が効かなかったときに、祖母が大根おろしを両足の足裏に湿布したところ、たちどころに熱が下がったことを今でも覚えています。

このように病気を治すためには、薬を飲んだりするほかに、体外から物理療法をすることも重要だと考えられるのです。

入浴に酒などを使うのも、同じ考え方といえるでしょう。

足湯のやり方

入浴といっても普通に全身入るだけでなく、足だけを温める足湯をするのもよいでしょう。風邪をひいて全身浴ができないときなどにもおすすめです。

まず熱めのお湯に、膝の上までを入れて一〇分間温めます。その後、水道の水を五秒間当てて冷やしてください。

次にまた、最初と同じように膝の上まで一〇分間温めます。こうすると、足しか温めていなくても体全体が温まり、次第に上半身に汗をかいてきます。汗をかいたら、体が冷えないように着替えてください。

この足湯のやり方は下半身の血流をよくする効果があるため、風邪をひいたときだけでなく、ほかの病気を治すためにもたいへん有効です。

肝硬変や心臓疾患、脳疾患、腰痛、坐骨神経痛、胃潰瘍、更年期障害のような成人病、慢性疾患などの症状をやわらげるために、ぜひ毎日続けてください。膝から下の血流をよくして心臓の負担を軽くするため、とくに心臓疾患には欠かせない方法です。

また、女性に多い冷え性にもたいへん効果があります。

そして、この足湯に使うお湯にウマブドウの焼酎漬を入れると、さらに効果がありま す。膝までを温めるときのお湯に、湯飲み四分の一の焼酎漬を入れてやってみてく

ウマブドウの足湯

① 熱めのお湯に
　ウマブドウの焼酎漬を湯飲み1/4入れる。

② ズボンを膝上までまくりあげ、風呂のふちに
　腰かけて膝上までつかって10分温める。

③ 水道水を５秒あてて冷やす。

④ ②をくり返す。

⑤ 汗をかいたら体が冷えないように着替えること。

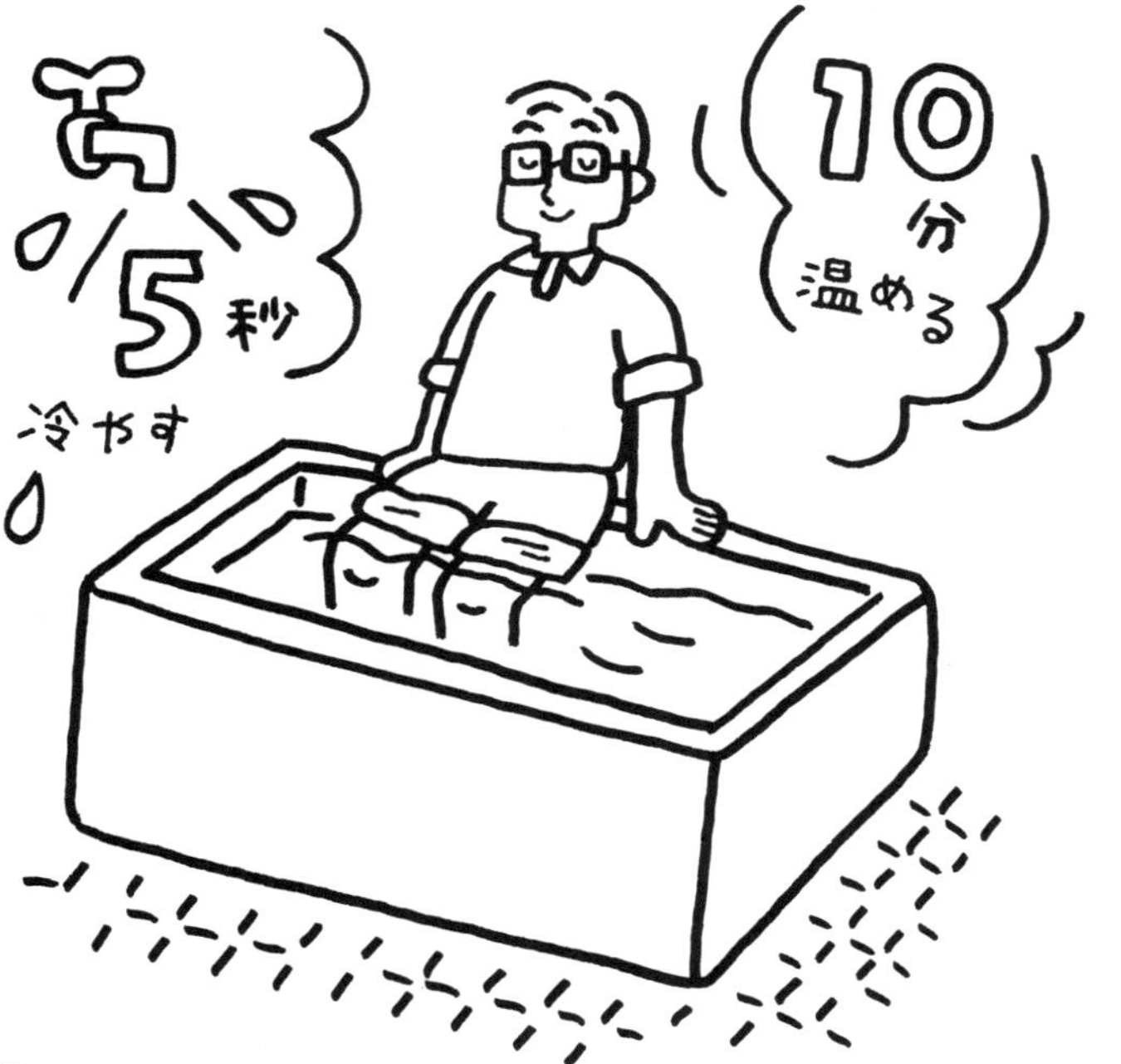

ださい。

全身浴に焼酎漬を使う方法

以前に「日本酒風呂健康法」というのがブームになったことがあります。私も次のような方法で実践していました。

まず第一日目は、安い日本酒（二級酒）一升を風呂に入れます。この日本酒を入れた風呂に入ると、垢がわーっと出てきて水面が白くなります。皮膚からアルコールが吸収されるようで、なんだか少しほろ酔い気分にもなります。二日目からは、入れる日本酒の量を一合に減らして入浴します。

私はこの日本酒風呂を一カ月続けてみました。腰痛のある人や冷え性の人などにもすすめた覚えがあります。

「日本酒風呂健康法」のブームが去って、私もいつのまにかやめてしまいましたが、これは民間療法の中でも後世に伝えてゆくべきよい健康法だと思います。

そこで私は、日本酒風呂のかわりのようにしていることがあります。

まず、仕事が終わり酒を飲むときに、必ず手と顔を洗い、頭を水道口で三、四秒冷やしておしぼりでふきます。さらに、一杯の酒を飲んだら、次に手と顔、頭の毛根にも酒をすりこむのです。もちろん、耳にも塗ります。

店の方やお客さんからは、「村上さん、何をするんですか?」と驚かれます。

私は、「口から飲んだアルコールは、内臓で吸収して内臓は酔いますが、末端神経まで吸収されるのは時間差があるので、体にとってはアンバランスな状態を生みます。ですから、手と顔、頭、耳にアルコールを塗って、アンバランスな状態を脱却するのです」と言います。

こうしたことから、私はウマブドウの焼酎漬を風呂に使うことを始めました。入浴するときに、ウマブドウの焼酎漬を湯飲み半分ほど入れてみたのです。

その風呂に入った結果、気持ちがよくて体に心地よいだるさを感じました。入浴後にすぐ横になり、ゆったりと腹式深呼吸(183ページ参照)をしたところ、一日の労働の疲れがとれておだやかな気分になったのです。

お子さんが入る場合には、焼酎漬の量は盃一杯ぐらいにしたほうがよいと思います。

普通の大人で湯飲み半分、体格のよい方は湯飲み一杯入れてよいでしょう。

蛇足ではありますが、老人になったら一番風呂に入らないほうがよいといわれていますね。けれども、ウマブドウの焼酎漬を入れるなら、一番風呂に入っても心配はいりません。

ぜひ、このウマブドウの焼酎漬入浴法を実践してみてください。

頭の冷やし方

かっとして物事がうまく進められなくなったり、イライラしている人に対して、「顔を洗って出直してこい」とか、「頭を冷やせ」などと言うことがあります。

じつはこれは、とても理にかなった表現であり、本当に物理的に頭を冷やすことで、こんな状態を解消することができるのです。つまり、感情的になって怒ったり、イライラしている状態のときには、本当に頭部が熱くなっているのです。

これを漢方医学的に考えますと、「上熱下寒《じょうねつげかん》」といいます。

人の体は昼食を食べて一休みし、午後の仕事についた頃から夕方に仕事が終わるまでに、肩、背中の脊髄の両脇、ふくらはぎなどの筋肉が硬くなってきます。そして、血液やリンパの流れも悪くなってきます。すると「上熱」という言葉のとおり上半身、とくに頭部に熱をもち、「下寒」という言葉のとおり下半身、とくに足首から下は冷えてくるのです。

そうすると、仕事の能率が落ちて、怒りやすくなったりします。感情的になったり、イライラしたりしてしまうというわけです。

そこで私は、「頭を冷やす」方法を考えました。

①まず水道の蛇口の水を流して、五秒間頭にかけて冷やします。

②それから、タオルでよく水分をふきとって、頭と顔と耳をよくふきます。

③最後に、ウマブドウの焼酎漬の液を手にとり、頭部と顔、耳に塗って頭を冷やすのです。

こうすると、すっきりとしてリフレッシュすることができ、爽快感が生まれます。

私はこの方法を、「ウマブドウ焼酎漬頭の冷やし方」と命名しました。

疲れて能率が悪くなったなと感じたとき、気分をリフレッシュしたいときなどに、ぜひ試してみてください。

第4章

ウマブドウの薬効を明らかにする

ウマブドウの成分は?

ウマブドウにはどんな成分が含まれている?

昔から薬草として親しまれ、焼酎漬やお茶などを飲んで健康管理に役立てられているウマブドウですが、現在のところはまだ医薬品として扱われているものではありません。

昔からの民間療法や、飲んだ方の体験談、さらに培養細胞を使ったさまざまな実験などによって有効な成分が含まれることはわかっているのですが、それが特定されたり、化学式で解明されるまでにはいたっていないのです。

では、ウマブドウには、実際にどんな成分が含まれているのでしょうか?

東京都食品衛生協会の成分分析表によると、ウマブドウには次のような成分が含まれることがわかっています。

ウマブドウの成分分析表（一〇〇グラム中）

水分　六・二グラム
たんぱく質　一〇・二グラム
脂質　三・九グラム
糖質　五〇・五グラム
繊維　二〇・九グラム
灰分　八・三グラム
カルシウム　一八〇〇ミリグラム
リン　三四〇ミリグラム
鉄　二一・八ミリグラム
ナトリウム　五ミリグラム
カリウム　一五〇〇ミリグラム
マグネシウム　三〇〇ミリグラム
カロチン　四〇〇〇ミリグラム

ビタミンB_1　〇・〇四ミリグラム

ビタミンB_2　〇・六七ミリグラム

ビタミンC　一七ミリグラム

カフェイン　検出しない

（東技研第２８３０号　厚生労働大臣指定検査機関　東京食品衛生協会）

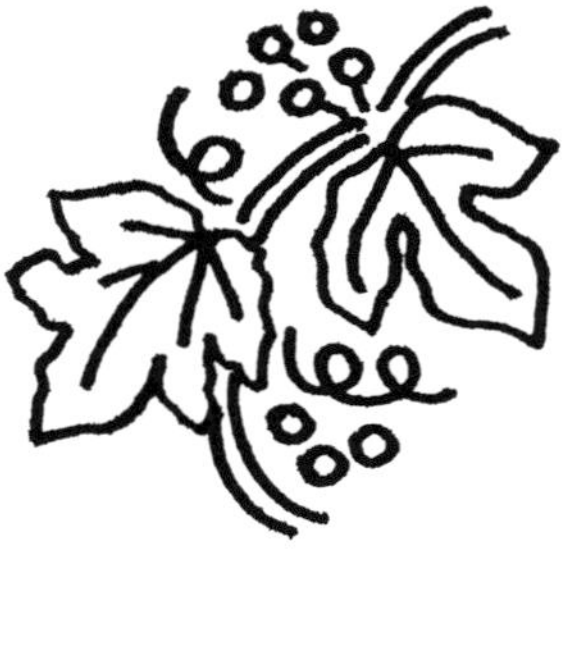

文献に紹介されているウマブドウの効き目

日本の文献で紹介されているウマブドウ

ウマブドウはノブドウとして文献に出ていることが多く、ノブドウで調べるとさまざまな資料が集まりました。

まず、『漢方と民間薬百科』（大塚敬節著・主婦の友社・昭和47年）には、たくさんの別名とともに次のように説明されています。

＊

ノブドウ　野葡萄（ブドウ科）

①別名

蛇葡萄　ザトウエビ　イヌカマエビ（東京　埼玉）　イヌガラミ（山口　大分　鹿児島）　イヌブンド（山形）　インガネブ（長崎　天草）　ウシブドウ（岡山）

ウマエンズル（千葉）　ウマノメダマ（東京　埼玉）　カラスエビ（中国地方）
カラスブドウ（福井）　サルブドウ（新潟）　ドクボッコ（会津）　ドスブドウ（山形　長野北部）　ネコノメ（日光）　ネコブドウ（津軽）　ハコボレ（埼玉）
メクラブドウ、メクラブンド（青森　岩手　秋田　宮城）

②薬用部位

実・根

③薬効

はれもの　虫垂炎（盲腸炎）

④使用法

1　はれもの　生のままの根を突き砕いて泥状とし癰《よう》、疔《ちょう》、癤《せつ》などの初期に、患部につけると効がある。ただし、化膿して膿が出るようになったものには効かない。

2　虫垂炎　この病気の素人療法は禁物であるが、手術しないですむ程度のものの補助療法として、次のような方法がある。

成熟した実をとって、瓶のなかに入れておくと、とけて水になる。白いカビがはえ、腐ってきてもさしつかえない。これをよくかきまぜ、布にしみこませて盲腸部に当てておく。

＊

『薬草小事典』（長塩容伸／山田光胤著・池田書店・昭和43年）には、次のように収載されていました。

＊

生　山野。
特　落葉つる状灌木、巻ヒゲをそなう。つる三メートル以上におよぶ。七月の開花期には、淡緑色五弁の小花を多数密につける。楕円球形、灰色の斑《ふ》点あり、白色、青色、紫紅色など、色とりどりの漿果。
類　えびずる。
効　盲腸炎＝生果実を塗布。早急に医師の診断が必要。
ひょうそ＝根煎汁で蒸す。

＊元来、薬草の用い方は、長い年月の経験が実証の土台になっています。本品の効用で、盲腸炎に効くといっても、現代医学の助けを借りないわけにはいきません。しかし、この薬法（本草的）も、化学的、あるいは薬物学的、毒物学的な立場からも研究され、現今に継承されているわけです。したがって、この「本草的」薬法は、原始的で、用いるに足りないなどという考え方は、実際に病む人の治療の結果に問われるべきものと思います。

このことに関しましては、内山孝一医博が「精神力というもの」（千倉書房・昭和13年）で、述べられています。

＊生果実は、普通広ロビンのようなものに、沢山貯えておきます。時季によっては白カビが出て腐る場合もありますが、三年間ぐらいは有効です。

用法はガーゼか布に厚く広めにのばし、塗布します。

……のぶどうと盲腸炎……

数年前、福島の奥地で、本品の果実の外用をもって、盲腸炎を治した数名の体験者による話を直接聞いてまいりました。このことを漢方医大塚敬節先生と私の共著による本に書きましたところ、先年次のような質問をよこされた方がありました。

(1)どのような文献によったのか。

(2)果たして、医師の診断が盲腸だったのか。あるいは、素人になぜ盲腸とわかったのか。

(3)ノブドウで治ったというが、その治ったというのは医師が認めたのか。

以上のような主旨のものですが、この紙面を借りてお答えをしようと思います。

(1)文献とは誰がつくるのか。不遜ながら、私共はそういう使命をおびていると自負しています。

(2)無医村であるため、医師の診断はできなかったが、吐気があり、右下腹部にするどい痛みがあることによる。

(3)ノブドウを用いての治癒率が非常に高いという事実はいなめない。

以上ですが、たびたび申しているように、薬草による至上主義からのお答えではありません。常に、科学的な処方にもよる総合的な治療を欠かせないと思います。

＊

次に昭和一九年、日本漢方医学会発行の『漢方と漢薬』第一一巻第二号（昭和19年）に、蒲生明氏が、『民間薬としての「ノブドウ」』と題して発表している論文が見つかりました。

＊

民間薬としての「ノブドウ」
「のぶだう」の植物的形態に就いては、理学博士牧野富太郎先生の名著、牧野日本植物図鑑の教ふる所に従へば

のぶだう（蛇葡萄）Ampelopsis heterophylla sieb et Zucc.

到ル所ノ山野ニ多ク生スル落葉攀緑藤本ニシテ茎ハ長ク生長シ、巨大ナル者ハ直径凡4㎝ニ達シ、節アリテ稍之曲シ、褐色皮アリ。

葉ハ有柄互生シ、略図形ニシテ底部心臓形ヲ呈シ、三裂乃至五裂シ、或ハ深裂スル者アリ、鋸歯ヲ有シ、無毛成ハ裏面有毛ナリ。巻鬚ハ葉ニ対シテ出デ両岐シテ緑色多数ノ両性小花ヲ攅着ス。萼ハ殆ド截形。五花弁、五雄蕊、一雄蕊アリ、花盤ヲ有ス。漿果ハ小球形、白紫碧色ヲ呈シ、敢テ食シ中ラズ。和名ハ野ニ在ル葡萄ノ意、又野葡萄ノ漢名アリ。

とあります、私の地方では（福島県）「ウマブダウ」又は「ブンズ」と呼んでゐます。俗に打撲傷等に因る皮下鬱血か紫黒色を呈するのを「ブンズ」色と言ふのは此の果実の色によります。

この「ノブダウ」の生の茎をとつて其の両方の節を除き去り其の一端を口にあてて吹いて其の液汁を角膜損傷所謂「突き目」に滴下させると忽ち其の痛みが止まり従つて其の経過も良く治を早めます。大抵は数回つけるとよくなる事が不思議とされてゐます。勿論重症なるものは医治を受くべきは呶々する迄もありませんが農民や其の他の野外労働者の如き人々がよくある突き目の応急処置として優れたものと思はれます。

此の「ノブダウ」の薬用的価値については成書にも見当らずまた他の文献にも出てゐないやうです。唯栗原愛塔先生の「漢方薬術」には其の名称が出てゐますが其の利用方面が記述されて居らぬのが遺憾であります。

要するに突き目で痛み甚しき時等に生のノブダウの茎を採り来て其の両端の節を除き去り其の一端を口に当てて強く吹いて其の液汁を目に撒布させます。春夏期の如く植物体中に水の循環の活潑なる時には其の液汁は吹くと容易に霧のやうに出ますが寒中はこれに反して力を極めて強く吹いても漸くピツピツと泡が出る位ですがそれで結構です。

それで春先き植物体中に水分の上昇が著しい時其のノブダウの茎を切つてこれから出る液汁を壜中にためたのを貯へて置くのを見受けますが斯くては変敗のおそれがありますから常に生の茎を用ふるを佳とします。そして其の液汁を突き目に点滴すると宛もコカイン水を点眼した時の如く忽ち痛みの止まる事は不思議であります。

又ノブダウの果実は盲腸炎によいとされてゐる事は既報の通りであります。即ち其の果実の成熟したのを採りきたつてそれを圧し潰して其れに酢を少し混じ虫垂炎の時外部から貼り乾けば更へてこれを繰り返して偉効を奏した事を元の福島師範学校教諭、小曾山農夫雄氏は語つてゐます。

戦時下化学薬品が窮屈に思はれます。つい先頃迄通俗雑誌に新聞紙上に薬草や民間療法が流行的に宣伝されてゐましたがそれは昨日の夢と化し現在生薬や民間療法の研究が忽諸に附すべからざるの時に反つて此の方面が一般から忘れ去られんとするの時私は山村にある民間療法の優れたものを掘り出して報告する次第であります。

---

*

この論文に出ているノブドウの学名は、Ampelopsis heterophylla sieb et Zucc. となっていますが、栃木の植物にくわしい加藤仁先生に調べていただいたところ、現在では Ampelopsis brevipedunculata となっていることがわかりました。

そして福島県ではノブドウのことをウマブドウと呼んでいることや、突き目に使われること、チアノーゼの色をブンズ色（ブンド色）と言うのは、ノブドウの果実の色からきていることもわかりました。

このときはじめて、活字のウマブドウにお目にかかりました。

その後、栃木県の那須地方でも突き目の応急措置に、ノブドウの茎の液汁が実際に使われていることも聞きました。

現代中国では、どのように考えているか

次に、現代中国では、ウマブドウはどのように考えられているのかさぐってみました。

日本では民間薬としてがんに使われていますが、中国でははっきりと抗がん薬草として、とり上げられていることは注目に値します。

まず、『現代中国の癌医療』（近藤宏二監修／杉充胤編訳・自然社・昭和52年）には、次のような多方面に応用されていることが記載されています。それらの薬効については、私の考えは、あとに述べさせてもらいます。

＊

ノブドウ（野葡萄、蛇葡萄）

応用

1、排尿痛、脚気水腫。
2、黄疸、肝炎、嘔吐。
3、肺結核、骨髄炎、乳腺炎、鼠径リンパ腺炎、中耳炎。
4、リウマチ痛、打撲傷、捻挫、骨折。
5、各種のガン。
6、乳汁欠乏。
7、眩暈を伴う頭痛。
3、テンカン。

参考資料

沙漠地区の資料によると、本品に近いA. aconitifolia Bge.を用いて破潰していた乳腺ガンを治療したという報告がある。

＊

ノブドウと同じブドウ科のエビヅルは、加藤仁先生に鑑定していただいたとき、よく似ているので、いっしょに見ていただいた植物ですが、薬効としてはだいたい同じような使い方が説明されています。

＊

ノブドウの近縁種（刺葡萄、Vitis davidi（Roman.）Foës）、エビズル、サンカクズルなど。

応用

1、排尿困難、尿道感染症。
2、黄疸、リウマチ痛。
3、食道ガン、乳腺ガン、リンパ肉腫。
4、赤痢。
5、湯火傷。

＊

上海中医学院編の『中草薬学』（上海中医学院編・商務印書館・昭和50年）には、「利水滲湿薬」として述べられています。

それによると、日本の場合、実や根が用いられますが、中国では茎やつるも用いられ、小便不利、尿道刺痛、湿熱《しつねつ》黄疸《おうだん》、食道がん、乳がんなどにも使用されています。

楊今祥著の『抗癌中草薬製剤』（北京市人民衛生出版社・昭和56年）には、ウマブドウは「有効成分が明確ではないが、比較的効果が見られる兆候があり、臨床に試用または配合されてよい製剤」として、ほかに三二種の薬草といっしょに述べられています。

＊

蛇葡萄根製剤

〔基原〕

ブドウ科ノブドウ属の植物、ノブドウ（蛇葡萄）Ampelopsis brevipedunculata (Maxim.) Trautv. の根皮。

別名：野葡萄、山葡萄、仮葡萄、緑葡萄、見毒消、蛇白蔹。

〔主要成分〕

フラボノイド配糖体、フェノール類、アミノ酸および糖類を含む。

〔常用製剤〕

(1)蛇葡萄根片：一片の重さが0.5gで、蛇葡萄根生薬5gに相当する薬量を含むもの。

製備（炮製）：一般の中草薬の片剤の製法に準ずる。

(2)蛇葡萄根の単方煎剤や複方煎剤。

処方：蛇葡萄根30g、白花蛇舌草30g、竜葵30g。

〔薬理作用〕

清熱解毒、活血散、去風除湿の効用がある。動物実験では、マウスのサルコーマ180（Sigo）に対して抑制作用のあることが証明された。また、ウサギの静脈を顕著に収縮させ、止血作用がある。

〔臨床応用〕

主に胃腸管の腫瘍、泌尿系器官の腫瘍や悪性リンパ腫に用いられる。現在は試用段階であり、観察された病例も多くはないので治療効果の確定には、さらに進んだ研究を待つ必要がある。このほかに、リウマチ性関節炎、潰瘍病、湿熱による黄疸、瘡瘍腫毒、外傷出血および熱傷（やけど）などを治療した。

（用法と用量）

(1)蛇葡萄根片：毎回2～4片を毎日3回経口服用する。

(2)蛇葡萄根の単方および複方煎剤：経口服用または外用。用量はその方により決める。

＊

銭伯文著『腫瘤の弁証施治』（上海科学技術出版社・昭和45年）は、日本語でも訳本が出ていますが、ウマブドウは「清《せい》熱《ねつ》解《げ》毒《どく》薬」として、「野葡萄藤」の名で説明されています。

＊

野葡萄藤

ブドウ科の蛇葡萄属植物蛇葡萄 Ampelopsis brevipedunculata（Maxim.）Trautv. の根

皮。中国東北から華南の各省まで広範に分布する。

〔性味・帰経〕甘、平。

〔効能〕利尿消腫、清熱祛湿。

〔臨床・応用〕

1、小便が出にくい、尿道刺痛等には車前草、鳳尾草、知母、黄柏等を組み合せて用いる。

2、湿熱黄疸、風湿痺痛等に用いる。湿熱黄疸には、茵蔯、田基黄、垂盆草等を併用する。風湿痺痛には虎杖、漢防己、桑枝、当帰等を組み合せて用いる。

3、食道癌、乳腺癌、リンパ肉腫等に用いる。食道癌には急性子、石見穿、石打穿等を組み合せて用いる。乳腺癌には通常、藤梨根、露蜂房、瓜蔞皮、蒲公英等を組み合せて用いる。リンパ肉腫には、黄薬子、山慈姑、昆布、夏枯草等を併用する。

〔常用量〕30～60gを水煎して服用する。

＊

上海科学技術出版社編集の『中薬大辞典』（小学館編・昭和60年刊）の訳本が出版されましたが、そこでは、ジャブドウとジャブドウコンで説明されています。

先の『現代中国の癌医療』の中で示された各種の応用とここに説明されている薬効とを検討してみると、鎮痛作用、利尿作用、消炎作用、止血作用、解毒作用、活血散作用、去風湿作用などが共通点としてあげられます。

消炎作用と解毒作用から肝炎、腎炎に、活血散作用、去風湿《きょふうしつ》作用、鎮痛作用からリウマチ、神経痛にと、各種の薬効をもつウマブドウは、多方面に応用されることが納得できます。

古い書物にあらわれたウマブドウ

その他古い書物にも、ウマブドウについての記事が、江戸末期の薬物書『本草綱目啓蒙』（小野蘭山著・早稲田大学出版部・昭和49年）や、飢饉時に備えて著された『救荒本草』（朱橚編北京中華書局・昭和34年）に見つかりました。

『救荒本草』には薬を調理して食したとあり、また『本草綱目啓蒙』には、果部のなかの「蘡薁」の中にノブドウとして述べられています。

「別ニ一種ノブドウト呼ブ者アリ葉ノ形同シテ薄ク毛ナシ其実大ニシテ秋熟シ碧紫紅白緑数色雑リテ美ハシ枯ルル寸皆黒色トナル是救荒本草ノ蛇葡萄ナリ」と記されています（写真参照）。

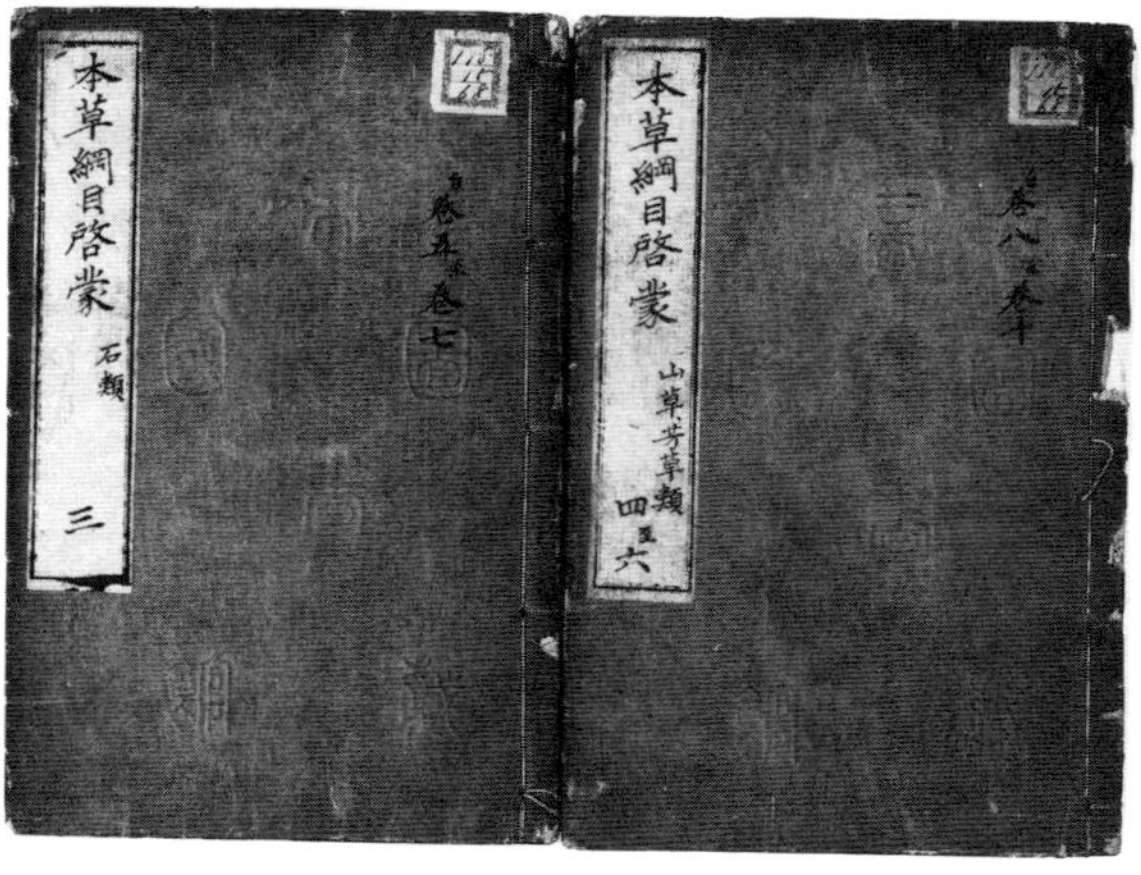

シ瓤赤ノ味佳ナリ京師ノ菜店ニテ南京ト呼ブ是
西江志ノ雪瓜ナリ時珍ノ説ニモ長至二三尺ト
云リ雲州筑州ニテ南京ト呼ブ者ハ尋常ノ形ニ
ノ皮薄ク瓤ニ粉アリテ味沙糖ノ如シト云唐山
ニハ西瓜子ヲ食用トス煙草ノヤニ衣服ニ著タ
ルヲ去ルニ此子ヲ用ユル丁木經逢原ニ出曰ク
煙筒中脂汚衣上滌之不去惟嚼西瓜仁揉之即淨
其滌除痰垢之力可知ト又コノ瓤汁人髪并ニ獸
毛ヲ爛シ腐ス丁時珍食物本草ニ見ヘタリ

葡萄

エビ古名　エビカヅラ　オホエビ共同上

ブドウ

一名草龍珠帳西陽雜俎　珠顆行厨集　蔓胡桃園林草木疏

龍須事物紺珠　僧眼　鍍金木錦共同上　孛桃花鏡秘傳

蒲陶品字箋

紫一名黒水晶正字通　賜紫櫻桃群芳譜

乾一名香桃珠璣藪

エビト云ハ葡萄ノ古訓ニメ拧衣等ヲ紫黒色ニ
染ムルヲ　エビ染ト云即葡萄實ノ熟シタル色
ニ象ルナリ今ハ蘡薁ヲエビヅルト云ヘイヌエ
ビト云フベキヲ誤リタルナリ葡萄ハ棚ヲ作リ
栽ユ年久シキ者ハ實ヲ結ブ丁多シ其穗長ク下

垂ス京師ニ産スル者ハ實熟メ淡緑色ニメ透明
ナリ是緑葡萄ナリ西陣ニ栽ユル者ヲ良トス大
宮葡萄ト呼ブ一種熟メ白色ナルヲ　シロブド
ウト云釋名註ノ水晶葡萄ナリ又熟メ紫色ナル
ヲ　クロブドウト云フ東國ニ多シ是紫葡萄ナ
リ紫葡萄ノ形長キ者ヲ長ブドウ又江戸ブドウ
ト呼ブ是馬乳葡萄ナリ

蘡薁

イヌエビ　エビヅル　ノブドウ

イヌブドウ　ガラミ筑前　カブヅル備前

ガビカヅラ同上　スブドウ佐州　スイビ同上

クロブドウ奥州　ゴヨミ予州

ゴヨヤ勢州　ナベトリカヅラ阿州

ゴイビ江州　ゴユビ　ゴユミ共同上

ノラブドウ越前　ナツガンドウ奥州

ヤマエビ上野　ガラメ薩州　イボタトシ

グンダ若州　エビ上總　エビゾロ相州

エブコカヅラ豫州　ムマノブス東國

一名烟黒救荒本草　車鞅藤品字箋　薁正字通

櫻薁通雅　煙黒山東通志

エビハ元來葡萄ノ古訓ナレバ此草ハイヌエビ
ト訓スベキヲ今誤テエビヅルト呼ブ山野ニ自

生多シ春舊根ヨリ新苗ヲ生ス長ノ藤蔓甚繁茂
ス葉ハ葡萄葉ニ似テ厚クノ小シ背ニ白毛或ハ
褐毛アリ面ハ深緑色春芽紫赤色ニ白毛雜リ美
ナリ葉互生シ葉ゴトニ鬚アリテ草木ニ纏フ變
葉多シ形圓ニメ末尖リ鋸齒アル者ハ初出ノ葉
ナリ又三尖ニ變シ或ハ葡萄葉ノ形ノ如クニナ
リ又五岐ニメ花構葉ノ如クニ變ス葉ヲ採リ日
乾シ揉ムすハ熟艾ノ如クニナルコレヲ筑前ニ
テ葡萄モグサト云薩州ニテ　ガラミモグサト
云京師ニテ桑モグサト云コレヲ用テ灸ニ灸ス
レバ必落ツ故ニイボタトシト呼ブ夏月葉間ニ

穗ヲ出後圓實ヲ結ブ南天燭子ヨリ小ナリ數多
ク下垂メ葡萄ノ如シ初緑色熟スレバ黒色奥州
ニテハコノ實ヲ採リ皮核ヲ去リ煎シ膏トナシ
食用トス味甘シ故ニクロブドウノ名アリ生ニ
テ食ヘバ味酸シ故ニ佐州ニテ　スブドウト呼
ブ別ニ一種ノブドクト呼ブ者アリ葉形同ノ薄
ク毛ナシ其實大ニノ秋熟シ碧紫紅白緑數色雜
リテ美ハシ枯ル丶すハ皆黒色トナル是救荒本草
ノ蛇葡萄ナリ

獼猴桃

シラクチ和名鈔紀州奥州　コクハ紀州

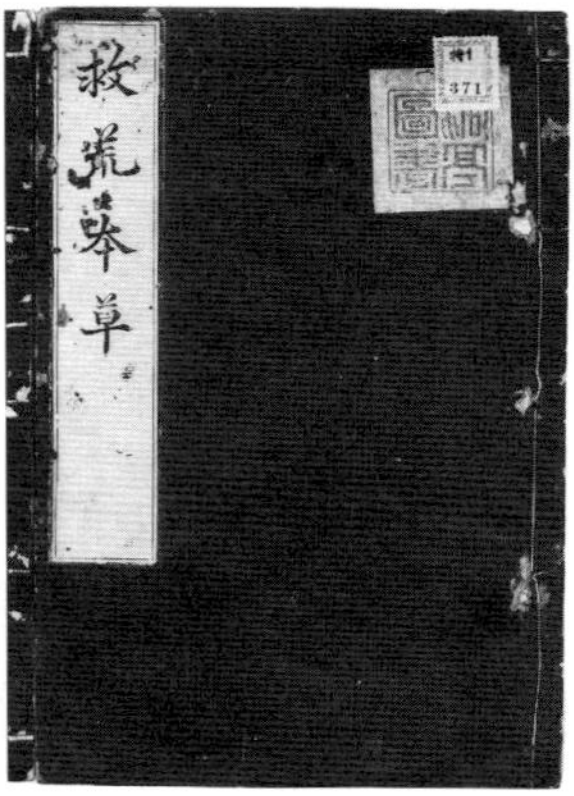

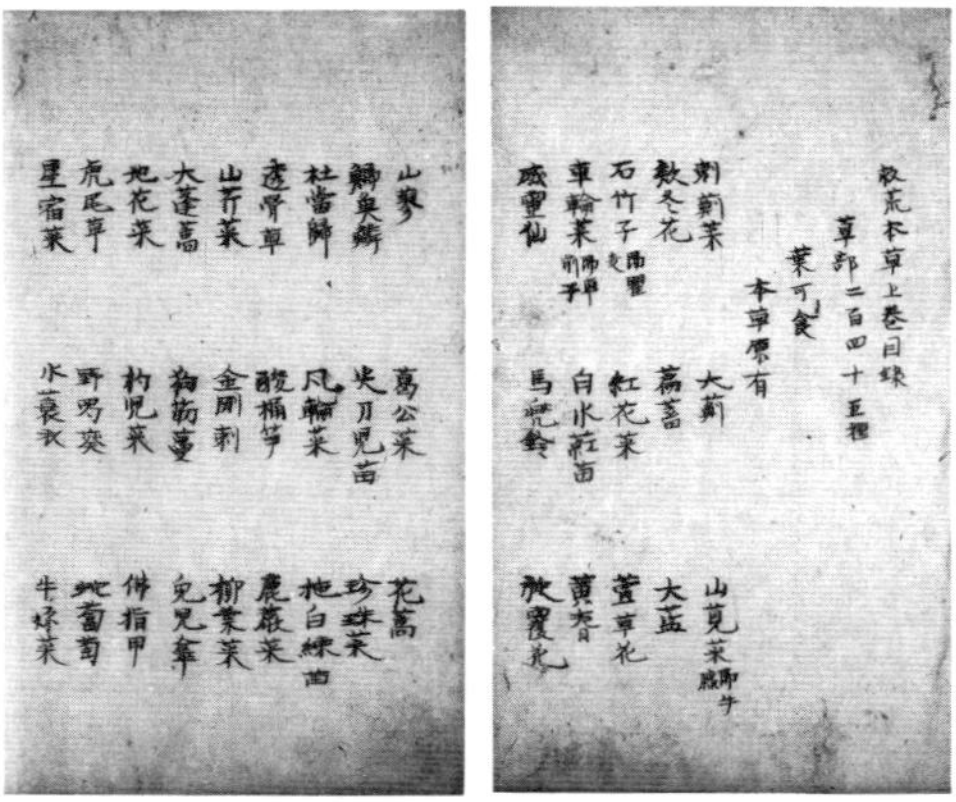
救荒本草上巻目録
草部二百四十五種
葉可食
本草原有
剌薊菜　大薊　山莧菜
款冬花　萵苣　大藍
石竹子　紅花菜　萱草花
車輪菜　白水葒苗　黄耆
威靈仙　馬兜鈴　旋覆花
山參　萵公菜　花蒿
杜當歸　風輪菜　地白綠苗
山芥菜　金剛刺　柳葉菜
大蓬蒿　　兎兒傘
地花菜　杓兒菜　佛指甲
虎尾草　　蛇葡萄
星宿菜　　牛嬭菜

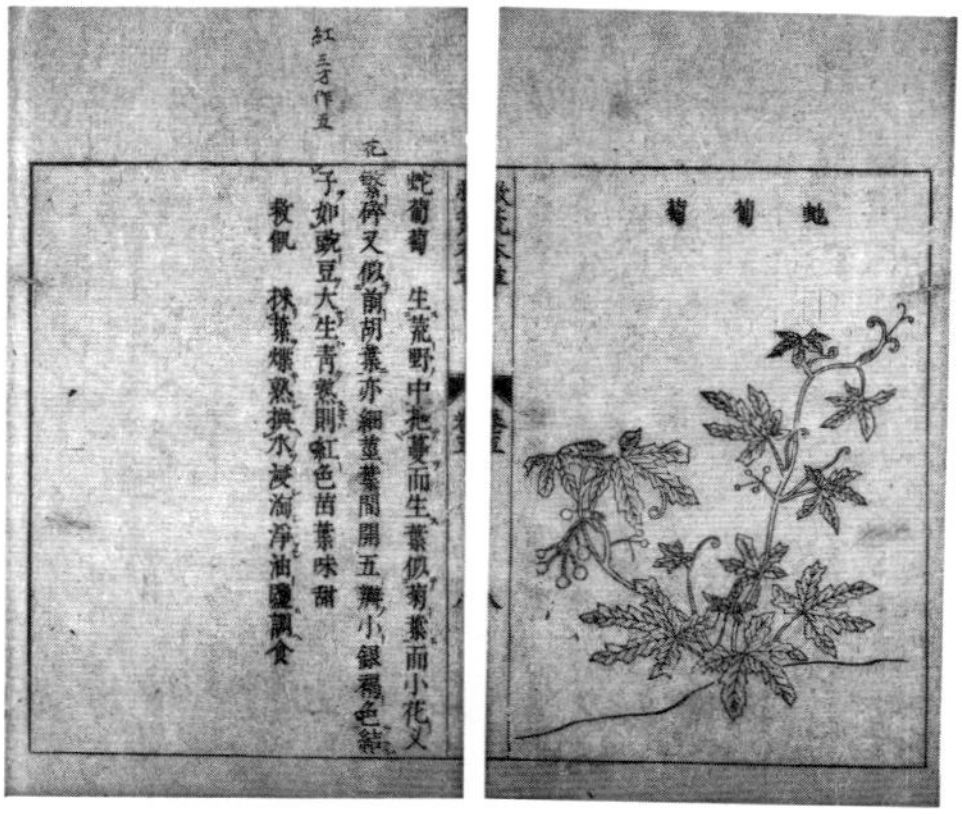
紅 三才作五
蛇葡萄　生荒野中拖蔓而生葉似菊葉而小花叉繁碎又似前胡葉亦細茎葉間開五瓣小銀褐色花結子如豌豆大生青熟則紅色苗葉味甜
救飢　採葉煠熟換水浸淘淨油鹽調食

その後、『宮城県の薬草』（宝文堂・昭和57年）により日本でも多方面に応用されていることがわかりました。

＊

ノブドウ

ブドウ科

方言　メクラブドウ、カラスブドウ、ウマブドウ。

山地や人家付近に生える蔓性の多年草。茎は数メートルにものび、節があり屈曲し、基部は木質となり茶色の皮がある。葉は互生し細長い柄がありほぼ円形で基部は心臓形、通常は三裂するが、時には深裂することがあり、裏面脈上には毛がある。巻きひげは葉と対生し、二又に分かれ各節毎にでて他の植物にからみつく。

七〜八月、葉と対生して柄のある集散花序をだし、二又に分かれて淡緑色の五弁の小花を多数つける。花後球形の液果を結び、淡緑白色、紫色を帯び後に碧色に変る。果実が不規則にゆがんでいるのは虫えいである。葉が深く分裂するものをキレハノブドウという。

・薬用部分　蔓、根、果実。

・採取時期　蔓―夏〜秋、生。根―秋、日光干し。果実―秋、生。

・薬効と用い方

うちみ、捻挫、腫れもの、リュウマチ、神経痛、関節痛、虫垂炎に、果実をビンに入れつぶして腐らせたものまたは生の当年生の蔓をすりつぶし、小麦粉と酢で練って、布か紙に伸ばし患部に貼るとよい。稲や麦の葉などの突き目に、生の蔓を切り、でた液汁を点眼するとよい。

ひょうそに、乾燥した根五十gを、コップ二杯の水で半量になるまで煎じ患部に温湿布をし、三時間毎に取り替えるとよい。

・メモ

漢名　蛇葡萄、野葡萄。有毒成分が含まれていないので毒草ではない。果実はまずくて食べられない。

＊

いろいろと資料を当たってみて、中国の文献以外ではウマブドウについて科学的に分析した資料は少なく、体験的なものが多く記されていることがわかりました。

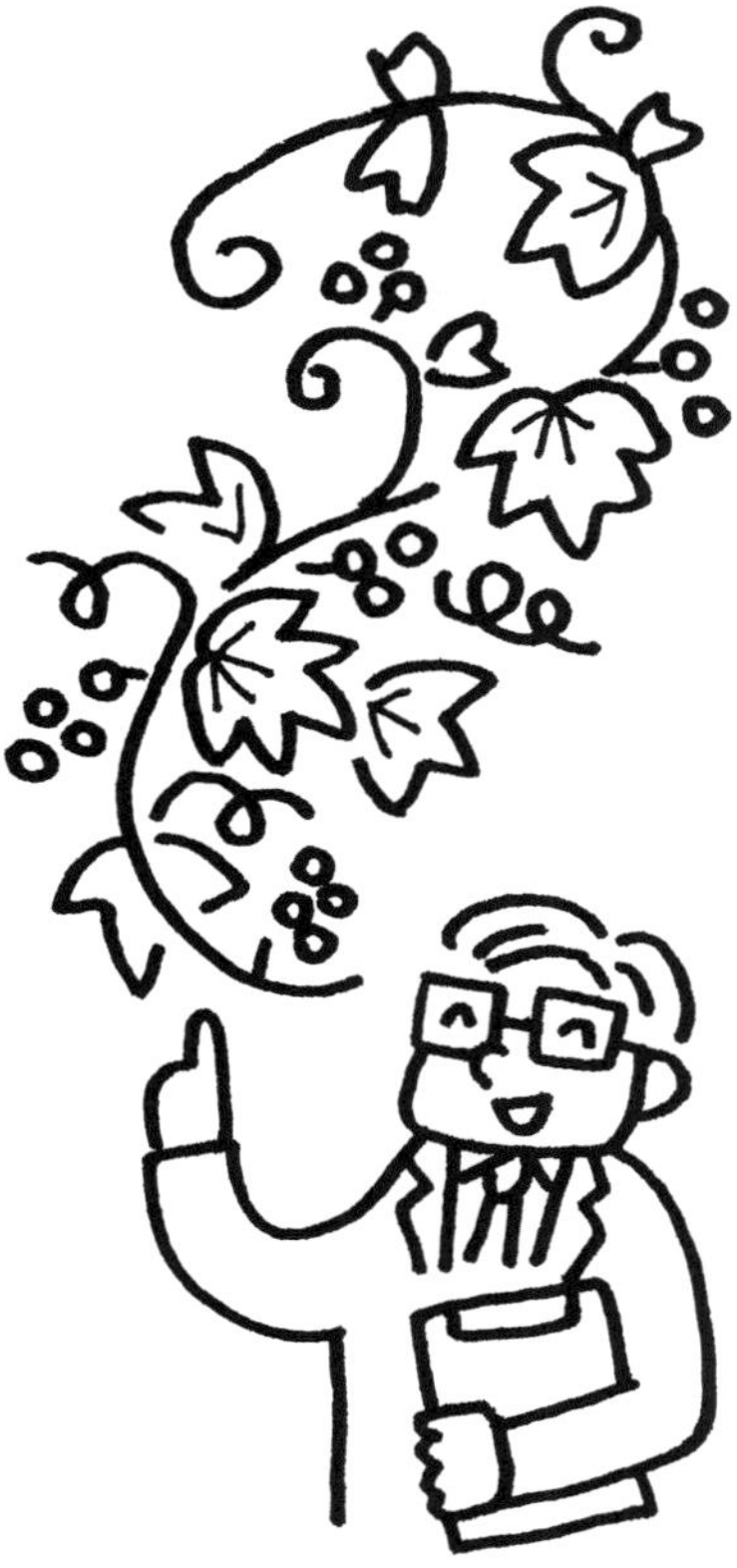

科学的分析が示すウマブドウの効能

毎日ライフに紹介された科学的分析

一九八四年の『毎日ライフ』一〇月号には、「肝炎の最新治療とノブドウ成分の抗肝硬変・脂肪肝作用」と題した、顕微鏡による分析のレポートが報告され、初の科学的分析が注目されています。

＊

ノブドウに注目したのが、関湊独協医科大学理事長である。そして、同大学組織培養研究センター勝田甫前教授（故人）のグループに、「ノブドウが肝臓病に有効かどうか学問的データを出して欲しい」と依頼した。（中略）

そして、研究の結果「ノブドウエキスは肝硬変の治療に役立つ可能性が大きい」との結論を得て、学会でも発表した。（中略）

実験にはラットの肝臓から得たM株細胞が用いられた。（中略）細胞単位で肝硬変になっているような細胞であって、この細胞系は肝硬変の病気のモデルに使い得るような種類のものなのである。（中略）

培養16日目のM株細胞は太くて強固なコラーゲン線維に富んでいる。ところが、培養開始と同時にノブドウ浸出液を加えておくと細くて細かい線維しか形成されない。この実験では予防効果が示されたのである。

次に、（中略）M株細胞を11日間培養して充分にコラーゲン線維が形成したところで、浸出液による治療を開始した。ひとつの細胞群には浸出液を加え、もう一方の群は放置した。その結果、前者では大型の線維はほとんど消失し、線維は微細なものに変化したが、後者ではコラーゲン線維はますます生い茂っていた。

こうした所見は、ノブドウ浸出液が治療効果も有していることを示唆するものである。

＊

さらに、ノブドウの実験研究の最高責任者である独協大学生薬研究所長、山田喬教授の話が掲載されており、その中で次のように説明されています。

「こういうことからみて、脂肪肝のみならず、いろいろな肝傷害について、ただ安静と栄養で自力回復を待つというよりも、こういう物質を使用すればその回復力が促進され、治癒がうながされるかもしれないと考えても、そう見当はずれではないと思います」

＊

もっとくわしく知りたい方は『毎日ライフ』を参照してください。

＊

以上、普及会に寄せられた体験談といろいろな資料、とくに中国の文献から考えられることは、ウマブドウには先に述べた薬効のほかに、漢方でいう「駆血剤《くけつざい》」としての働き、すなわち血行をよくする力があるのではないでしょうか。

たとえば、農夫症の方の手のしびれが改善されたことや、高血圧、心臓の不整脈が好転することを考えますと、ウマブドウには血液循環を改善する力があることがわかります。

また、中国の文献にあるウマブドウの薬効のひとつに「舒筋活血《じょきんかっけつ》」とありますが、この意味は「筋緊張をゆるめ循環を促進する」ことです。

ウマブドウを利用する場合、この効果を強めるためにも内服と外用の両面から作用させてその効き目を期待することは、体全体の筋肉や内臓の自然治癒力を高める意味からもよい方法だといえます。

これから本格的なウマブドウの研究がなされ、医薬品としてのデータが集められ、的確な使用がなされることを待ち望んでいます。

第５章
ウマブドウとともに実践したい健康法

健康な体をつくる食事療法

食事療法もとり入れよう

ウマブドウを健康づくりにとり入れながら効果的に薬効を高めるためには、食事療法も大切です。

食事が健康を保つために重要であるのはいうまでもないことですが、現在は飽食になりがちですから、意識して気をつけなければなりません。

西洋医学的な食事療法と東洋医学的な食事療法とは、その源にある考え方が違っています。

西洋医学的な治療法だけを行うお医者さんは、もちろん西洋医学的な栄養学をすすめています。しかし、それだけでは患者の病態を悪くする可能性を秘めていると考えられます。

筆者は西洋医学的な栄養学にはうといものですが、肝硬変の中期、末期、そして腎不全の患者さんには、この章で紹介するウマブドウと田七《でんしち》の飲用や腹式深呼吸、足湯、漢方薬の湯液療法（たとえば丹参《たんじん》の併用など）の種々の治療法のほかに、この東洋医学的な食事療法をすすめております。

玄米菜食療法がおすすめ

私がすすめている東洋医学的な食事療法は、玄米菜食療法です。

ただし、この療法には次のような注意点があるので、気をつけてください。

まず、玄米は食べすぎないこと。一回にご飯茶碗に二口ないし三口の玄米を、一口ごとに百回以上かんで食べるようにします。そして、一日一回麺類をとり入れる必要があります。

次に、玄米菜食の場合は、体を動かして熱エネルギーを燃やさないと、体を冷やす作用があります。その点も十分考えたうえで、玄米菜食療法にとり組む必要があります。

そこで、誰にでも安全な食事療法として、次のような方法をすすめています。

まず、玄米は三分または五分づきとして、量は少量とし、よくかんで唾液と混ぜます。そのほかに一日一食は麺類とし、さらに糠《ぬか》を食べるようにします。

糠はフライパンでよく炒って、熱を冷まして大きな瓶に入れ、冷蔵庫で保存してください。この炒り糠は、一週間ぐらい保存ができます。これを一日数回、大きいスプーンで食べるようにしましょう。糠は必ず無農薬のものとします。

これは便秘に対し、非常に効果的な治療法となります。

味噌汁には、はまぐり、しじみ、ねぎ、玉ねぎなど、さまざまなものを具にしてください。

海藻、しょうが、豆製品、野菜などを多くとる

また、海藻類もなるべく多く食べるようにします。その際、酢を使うことを忘れてはいけません。さらに、のり、もずくなども積極的に食べたいものです。

食事の際には、紅しょうがや根しょうがのすったものなど、しょうが類が食欲増進に役立ちます。蛇足ですが、大根おろしに小女子を入れたものもいいでしょう。

さらに、大豆たんぱくの豆腐、納豆、厚揚げ、枝豆、五汁なども、健康的な体のために大切な食品です。

旬の野菜の根菜、たとえばにんじん、ごぼう、里芋、さつまいも、自然薯（やまいも）など。ねぎ、しその葉・実、山椒の実・葉、トマト、オクラ、梅干し、一日一個の生卵もよいでしょう。

魚・肉類・その他の食材は？

魚類では、川魚とくに天然の鮎（よく焼いて骨ごと食べること。卵を持っているものはとくによい）、雑魚《はや》とくに産卵期に腹が赤くなり卵を持っているものなどがおす

すめです。

かじか、ます、うなぎ、鯉、なまずなどの川魚類は、旬のものを食べること。海の魚介類では、かつお、まぐろ、ひらめ、さば、ほたて、赤貝など。骨ごと食べられる小魚として、丸干しいわし、みりん干し、ほっけ、さんま、天然の鯛、ときしらずもいいでしょう。

肉類は原則的に、少量にしておくことが大事です。

焼き肉、ステーキ、モツ煮こみ、すき焼きなど、少量ならよいでしょう。鶏肉なら、皮、ハツ、タン、つくねなどの焼きとり。とくに肝臓の悪い人や貧血の人は、新鮮なレバーを食べるのがよいでしょう。

マトン、ラムもよく、とくにラムは漢方薬の処方の構成生薬のひとつとして使われています。豚足もいいでしょう。

果物類も食べすぎないことに注意して、旬のもの（たとえば、さくらんぼ、柿、桃、夏みかん、バナナ、オレンジ、いちごなど）をとってください。

ほかには、こんにゃくもおすすめの食品です。

多くの種類を少量ずつ食べることが大事

食事療法に関しては、あまり難しく考える必要はありません。
とくに重要なことは、少量の食品を多品種食べるということです。

・肥満体の方
食事はつねに腹七分目にして、お腹がすいたら水を飲むようにします。毎朝三〇分散歩をしてください。

・高血圧の方
前の晩に大きなコップに水を入れ、根昆布をひとかけら入れておきます。翌朝になるとぬるぬるした液体になっているので、これを飲みましょう。

もちろん、ウマブドウの飲用と物理的療法で体をやわらかくすること、散歩をすることも大切です。

・夜尿症の子供
ぎんなんを焼いて、日に二、三個食べさせるとよいでしょう。にんにくもいいものです。

医食同源という言葉があるように、水を飲みすぎると水顔になり、肉を食べすぎると肉顔になり、果実を食べすぎると果実顔になるものです。すべてバランスの問題ですから、自分でよく考えて、麦、粟などの雑穀類もとりましょう。ごま油、麺類のそば、うどんも重要です。

酒は飲みすぎると酒乱になりますが、少量ならば百薬の長であります。シャンパン、ワイン、日本酒、ビール、焼酎、紹興酒などを、少量飲みましょう。宴会で酒を飲む前にウマブドウを飲んでおくと、悪酔いもしませんし、二日酔いの防止にもなります。

話は変わりますが、中国では「上工《じょうこう》」「中工《ちゅうこう》」「下工《げこう》」という言葉があります。

上工は病気になる前にそれを予測して、病気を治す医師のことをいいます。中工は病気になってから治療します。下工は治らない病気を治療します。予防医学的には、上工でなくてはいけません。

たとえば栃木県は、脳卒中の発生率が全国一です。この悪状態から抜け出すためには、治療する医師と薬剤師側と県民が予防医学の何たるかを勉強するべきです。そして、漢方でいう血液の浄血をし、食事療法を考えれば、必然的に解決します。何も減塩だけが予防の方法ではないのです。
健康を守り、病気を予防していくために、食事を大切にしましょう。

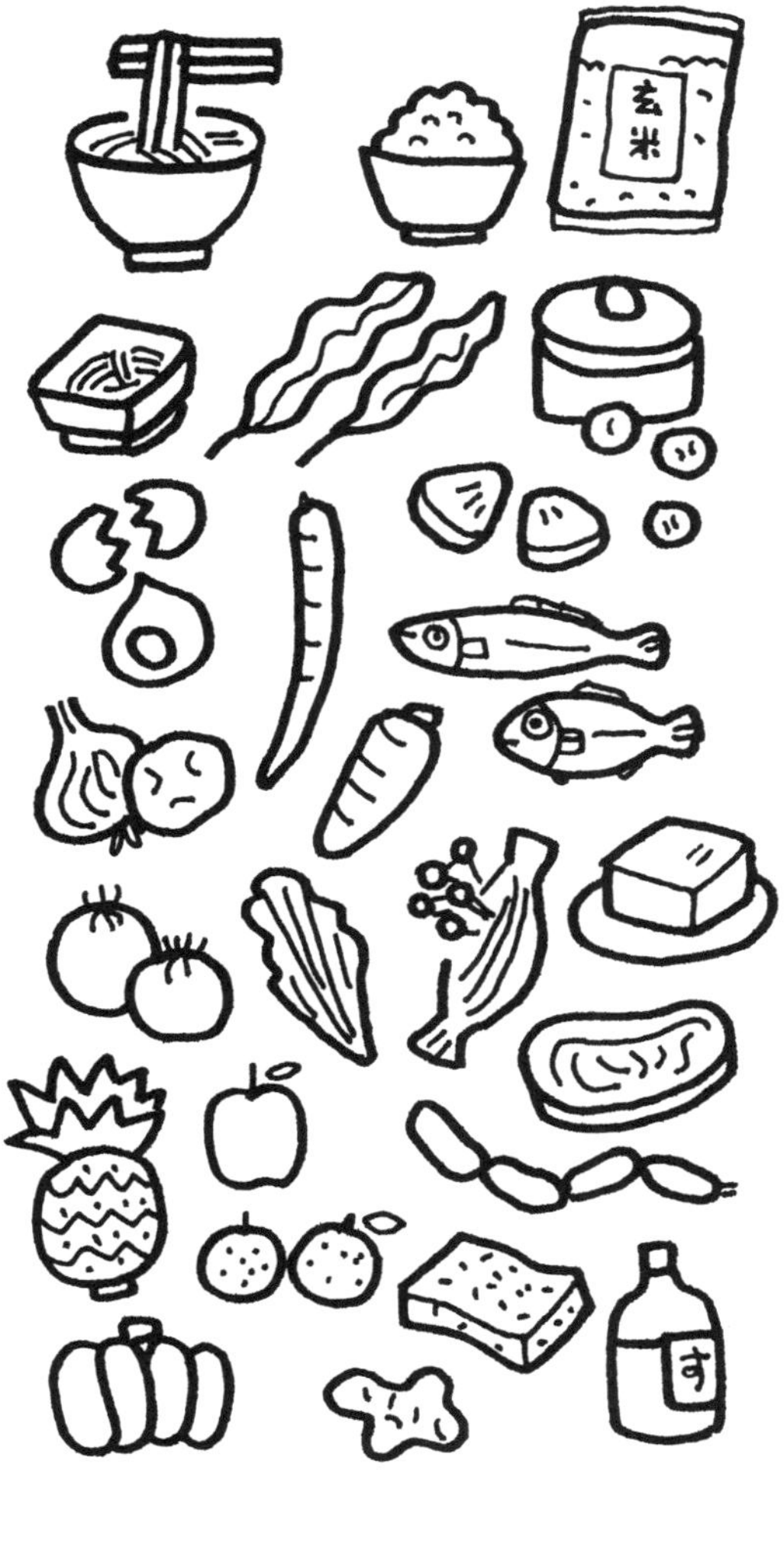

田七と牛黄清心丸との併用

ウマブドウと漢方薬の併用について

ウマブドウはこれだけで飲用してもいいのですが、「田七《でんしち》」や「牛黄清心丸《ごおうせいしんがん》」といったほかの漢方薬との併用によって効果があがることもあります。

ウマブドウだけでも肝硬変の初期まではよいのですが、肝硬変の中期と末期に対しては田七と牛黄清心丸を使うことをすすめています。

西洋医学的にも、東洋医学的にも治療不可能であったものが、実際に使ってみると症例はまだ少ないながらも、肝機能や腎機能にも変化があることがわかってきています。

・雲南田七人参《うんなんでんしちにんじん》

田七は「雲南田七人参」という漢方で、単に「田七」または「三七《さんしち》」とも呼ばれます。

田七については、富山大学教授・富山大学和漢薬研究所所長・薬学博士・難波恒雄氏は、次のように言われています。

「雲南田七（別名＝金不換、三七、山漆）は、中国『明』代の代表的薬物書である『本草綱目』に正条品として収載された薬物で、16世紀末期から中国雲南地方で、民間的に、刀傷、挫傷、打撲等の血症に止血、消炎、鎮痛等の特効薬として用いられていた。

栽培が容易でなく、播種後三年から七年もたたないと採取できないので、非常に貴重なものとして別名『金不換』ともいわれている」

さらに薬理実験から、止血作用、強心作用、冠状動脈疾患、狭心症、心筋梗塞、高血圧症の治療に有効であるとされています。

・牛黄清心丸

松浦漢方株式会社の説明によれば、生薬製剤（牛黄清心丸）は、中華人民共和国薬典に収載されている「牛黄清心丸」を基本にした処方です。

牛黄、シベット、羚羊角《れいようかく》の動物生薬に、人参・甘草《かんぞう》・当帰《とうき》・芍薬《しゃくやく》などが配合され、心気不足を補い気血をめぐらす滋養強壮剤です。

スタミナがない、疲れがとれにくい、すぐ座りたがる、体を動かしたくない、食欲がわかない、お酒や食事がおいしくない、気力がわかずぼんやりしがち、病気による衰弱や体力低下などに、おすすめの漢方です。

このような牛黄清心丸や田七をウマブドウと併用することにより、肝硬変や慢性腎臓疾患を治療することができると、筆者は考えています。そして、これがうまくいかない場合は、このほかに煎じ薬を使う必要があると思われます。

なお、ほかにも併用されている薬などがある場合は、専門の薬局・薬店でよく相談されるとよいでしょう。

使い方次第でパワーも倍増する

腹式深呼吸で健康を保つ

健康な体は、何ものにもかえられない大切なものですね。具合が悪くなってから局所的な治療をするよりも、ふだんから健康を心がけて体全体の治癒力を高めていくことを心がけたいものです。

ウマブドウも特別な薬ではないので、健康なときから安心して使えるのがいいところといえます。

また、私がウマブドウの使用とともにすすめているものに「腹式深呼吸」があります。腹式深呼吸は病気の方はもとより、健康な方にもおすすめです。これを続けることで、確実に健康をとり戻せるはずです。

腹式深呼吸をすることによって、内臓の血の流れがよくなり、酸素と栄養を補給することができます。それにより、内服した薬が早く患部に到着するという利点もあるのです。

病気の人の体は、必ず内臓が弱って内臓下垂か内臓が硬くなっていて、背部は筋が張ったり、痛みが出たりという症状が見られることが多いものです。腹式深呼吸は、こうした状態を改善するのに役立ってくれるわけです。

もうひとつ重要なこととして、精神的な問題があります。

病気の方は病苦から逃れたい一心であせりがみられますが、腹式深呼吸はあせりからくる自律神経失調などの精神的な乱れも治してくれるのです。この漢方でいう「気の乱れ」は、病気に対してもっとも悪い影響を与えます。

健康なときでも、ゆっくりと深い呼吸をすることで体も心もリラックスさせることができるので、ぜひ始めてみてください。

腹式深呼吸の方法

腹式深呼吸は、夜寝る前に床の中で毎晩おこないます。

腹式深呼吸のやり方

①仰向けに寝る。両手は下腹にあて、
膝は立てて軽くあわせ、足は少し開く。

②下腹をくぼめて息をすべて吐ききる。

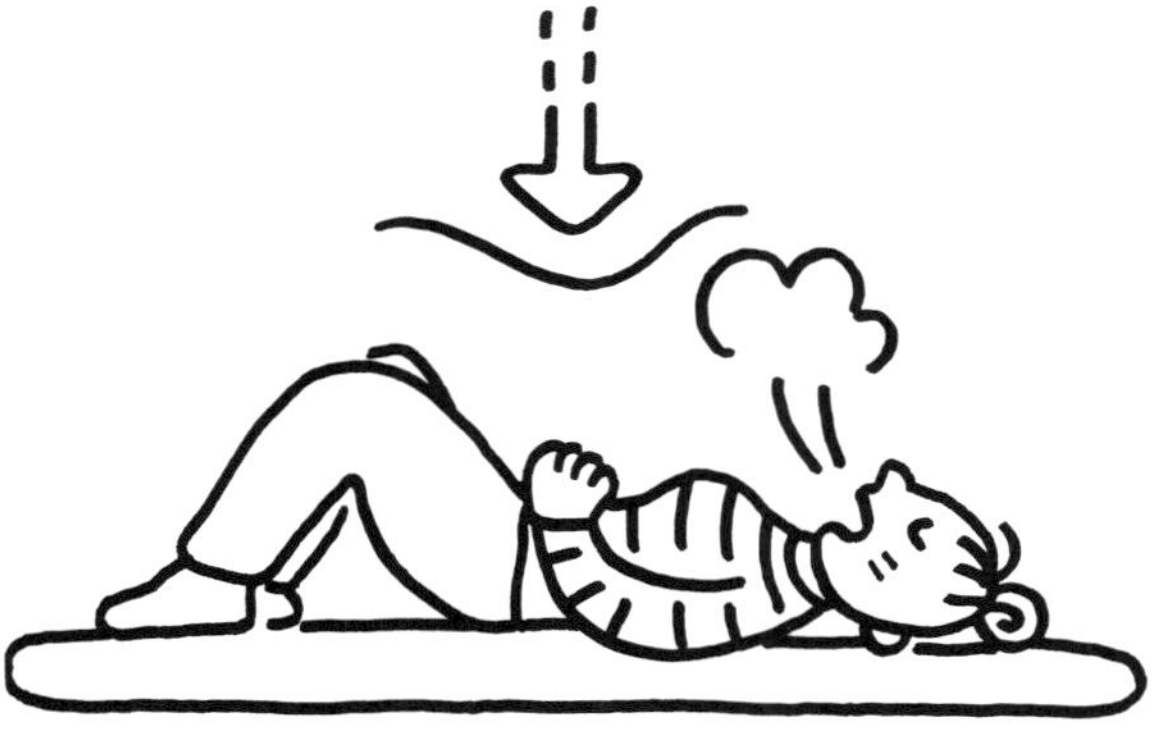

③すべて吐くと、自然に息が入る。
これを寝る前に10～20回おこなう。

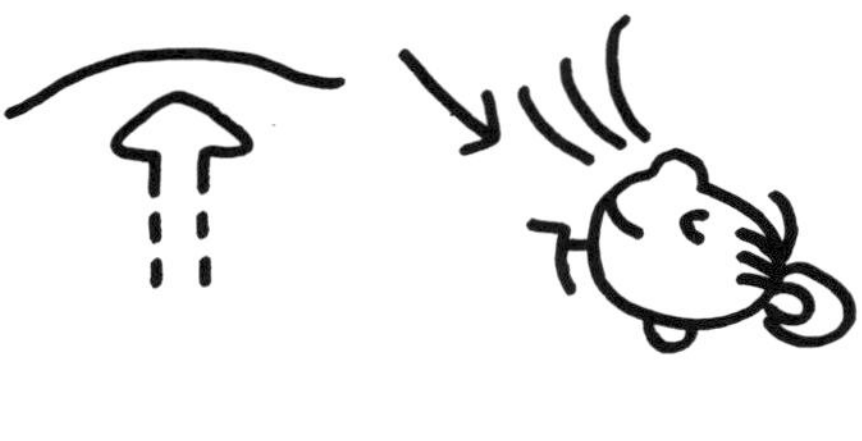

まず、枕をはずして、仰向けに寝てください。両手を下腹に当てて、両膝を立てて軽く合わせ、両足を少し開いて足先を軽く内側に向け、軽く爪先を踏む気持ちになってください。

まず、下腹をくぼめてできるだけ息を吐きます。残さないように、全部吐ききるようにしましょう。すると、今度は自然に息を吸いたくなるので、そのまま下腹で吸うつもりで吸います。

息を吸うときは背骨が反り、吐くときは丸くなって脊柱が自然に動きます。深く吐くときに肛門を締めるように力を入れると、お尻が少し浮き上がるようになります。これを意識して、とにかく十分に息を吐いてみてください。きちんと吐ければ、ひとりでに息が十分入ります。

これを一〇～二〇回、毎晩おこなうのです。

「修養して腹をつくれ」といいますが、腹式深呼吸は、長患いの方や寝たきりの方にも全身運動になります。全身の血流がよくなり、バランスもよくなるので、健康増進にもつながります。

腹式呼吸は、健康な方にもおすすめです。

毎晩続けていると、ふだん仕事をしているときも無意識に腹に力が入り、精神が落ち着いてきます。下腹に力が入れば、体の重心が低く下がって安定度が増してくるのです。

簡単なことですから、難しく考えず、毎晩の習慣にするように心がけてはいかがでしょうか。寝る前に腹に手を当て、腹の皮をくぼめて深く呼吸をしてください。それだけでOKです。

この腹式深呼吸はとくに、胃下垂や胃腸の弱い人、自律神経失調症の方、気が短い方におすすめします。

股割と骨盤矯正にウマブドウ焼酎漬

私はある方に、「お相撲さんがやる股割は、下半身の血行を非常によくする」という話を聞いたことがあります。

そこで、そけい部（足が胴につながるところの内側）の筋肉がやわらかい状態でないと下半身の血行が悪くなるということなのかと思い、相撲協会に電話してうかがってみました。けれども、相撲協会の広報の方の話では、股割は単なる柔軟体操で、これをやらないと土俵から落ちたときにケガをしてしまうとのことでした。

しかし、お相撲さんの股割が単なる体操だとしても、やはり、そけい部がやわらかいほうが体にとって利点があるように思います。

私は股割をして体をやわらかくしようと試みましたが、やろうとしてもはじめは股関節の筋肉が硬くてできませんでした。

そこで、ウマブドウの焼酎漬を使いながら、少しずつ股割の練習をしてみたのです。方法は簡単です。股割の練習の前後に、ウマブドウの焼酎漬をそけい部に塗って、毎日、股割の練習をしただけです。

不思議なことに、こうして練習しただけで二カ月たった頃には、股割ができるようになりました。

それと同時に、夕方になると感じていた下半身の疲れが、以前ほどなくなってきたのです。仕事をしていても足の疲れが少なくなり、下半身の力が増してきたようなの

ウマブドウの股割

①ウマブドウをそけい部に塗る。

②股割をする。できるだけ大きく開脚し、両手を足にあてたまま、ゆっくり上体を前に倒す。

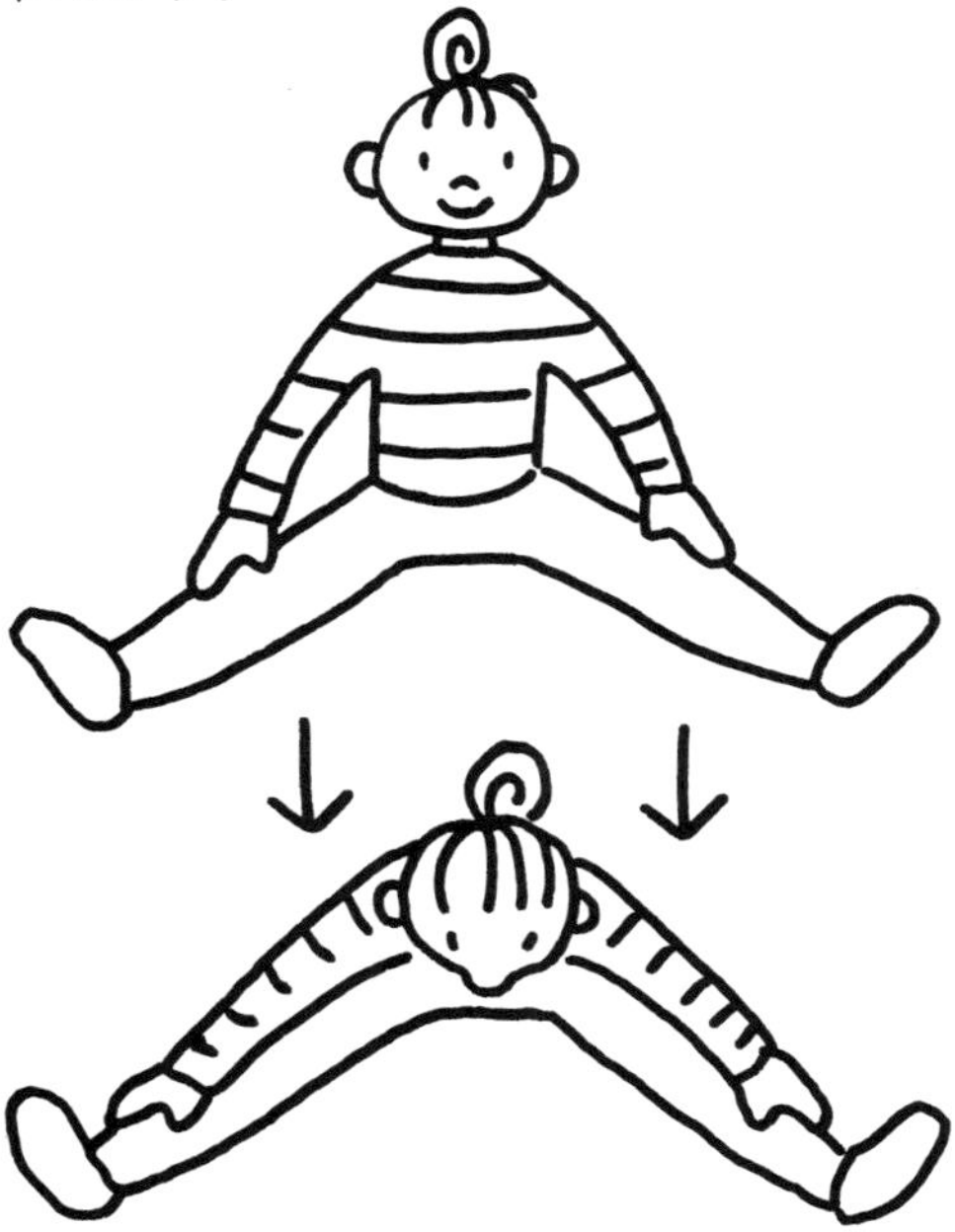

練習のあとには、またウマブドウを塗ること。

です。夕方、柔道整復師の五月女欣也先生に指圧をしてもらうと、先生にも下半身の状態がよいと言われました。

ぜひ、みなさんも、ウマブドウの焼酎漬を塗って、股割の練習をしてみてください。無理をしないで、あせらずにやるのがポイントです。股関節の筋肉をやわらかくすることを念頭において、練習のあともウマブドウの焼酎漬を塗ってください。

さらに、ウマブドウの焼酎漬を飲むことも忘れずに。内服と外部から塗る両面作戦が効いて、少しずつやわらかくしていくことができます。

骨盤矯正も、体全体をよくするのに大きく関わるものです。

私の姉は三年前から足をひきずるように、つらそうな歩き方をしていました。いろいろ治療しても治らなかったのが、骨盤矯正の先生に診ていただいたところすっかりよくなり、背骨のゆがみも治ったそうです。同時に足の冷えもなくなったと、うれしそうに話してくれました。

姉はしばらく先生のところに通うと言っていたので、私はウマブドウの焼酎漬を送って、風呂に入れたり、塗ったり、飲んだりするとよいとすすめました。

私がこの話を先の五月女先生にしたところ、骨盤は人体にとって非常に大切なところで、仙腸関節の仙骨、腸骨、尾骨、大腿骨があって、専門家に治療してもらえば意外と簡単に矯正できるとのことでした。

こうした体験から、股割と骨盤矯正、ウマブドウの焼酎漬の内服、塗布は非常に大事だということを私は理解しました。

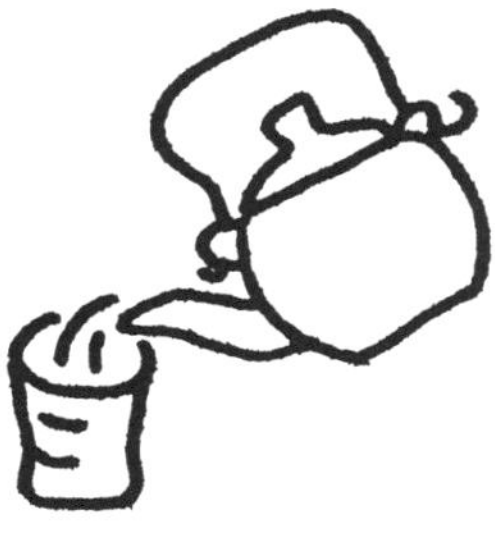

あとがき

筆者は二十数年前からウマブドウの研究をしています。素人の方は、ひとつの薬用植物がよいとなると、何の病気にも使う傾向があり、ウマブドウに関してもあらゆる病気に使われてきました。

そしてその結果が、ウマブドウ普及会や研究会に、続々と集まってきております。こうして集まった体験談から、ウマブドウは漢方の薬理作用でいえば、消炎、利尿、鎮痛、解毒作用などがあることがわかります。

すなわち、高血圧を下げる、糖尿病の血糖値を下げる、花粉症をおさめるなどの働き、またぜんそく、慢性肝炎などの肝臓疾患、C型肝炎、肝硬変の初期などに効果があることがわかってきたのです。

また、リウマチの痛みをやわらげたり、貧血を治したりと、ほかにもいろいろな病気に使われ、効果が出ているということです。

しかし、病気を治そうと思ったとき、患部の治療はもちろんですが、体全体から治すという考えも大切です。そのためには、腹式深呼吸、足湯、東洋医学的な食事療法を併用することが重要なのです。もちろん、鍼灸、指圧、骨格矯正（背骨、骨盤）などの物理療法も重要です。

さらに、散歩して日の出を拝み、生々とした空気を吸うことや、郷土の守り神に善きにつけ、悪しきにつけお参りすることも大事なことのひとつです。

筆者が三十四歳のとき、三人の女の子と夫を残し末期がんで三十二歳の若さで死んだ妹を思うとき、やはり現在の薬理学、そして生薬学でウマブドウを科学的に解明し、さらにのぶどう研究所を組織し、研究を進めていくことが任務だと考えます。

北里柴三郎博士を見習って、終生この薬用植物であるウマブドウととり組む考えでおります。

自分でできる
薬草ウマブドウ健康法

Printed in Japan

著　者　村上 昌久

発　行　株式会社　**リヨン社**
東京都千代田区三崎町２－18－２
電　話　03（3511）8855
振　替　00100-9-54728

発　売　株式会社　二見書房

印　刷　大　盛　印　刷

製　本　村　上　製　本　所

無断転載を禁ず

落丁・乱丁がありました場合は、おとりかえします。
定価はカバーに表示してあります。

ISBN978-4-576-04186-5